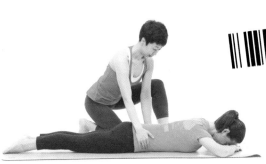

产后普拉提

健身
活力唤醒
系列

PILATES

李春姬　牛群群　王婷婷　主编

李建亚　主审

化学工业出版社

·北京·

图书在版编目（CIP）数据

产后普拉提/李春姬，牛群群，王婷婷主编. —北京：
化学工业出版社，2019.6
ISBN 978-7-122-34170-9

Ⅰ．①产…　Ⅱ．①李…②牛…③王…　Ⅲ．①产妇–
健身运动　Ⅳ．①R161.1

中国版本图书馆CIP数据核字（2019）第054962号

责任编辑：宋　薇　　　　　　　　　　装帧设计：张　辉
责任校对：张雨彤

出版发行：化学工业出版社（北京市东城区青年湖南街13号　邮政编码100011）
印　　装：北京缤索印刷有限公司
880mm×1230mm　1/24　印张8¼　字数230千字　2019年10月北京第1版第1次印刷

购书咨询：010-64518888　　　售后服务：010-64518899
网　　址：http://www.cip.com.cn
凡购买本书，如有缺损质量问题，本社销售中心负责调换。

定　　价：49.80元　　　　　　　　　　　　　　　版权所有　违者必究

序 言

　　产后的赘肉管理和再造曼妙腰线训练，可以帮您找回自信，畅享高品质的生活！

　　好身材都是练出来的！除了咬牙流汗坚持之外，还必须有科学的运动理念。

　　身处快节奏的时代，产后妈妈的身材想要迅速修复，少不了科学、安全、高效的运动。更多的辣妈对于健身方法的选择也越来越理性，那种靠简单耗费时间、精力，靠降低身体水分减体重，靠仅限于以雕塑身体为目的的理疗按摩，抑或是大量以商业获利为目的的无效矫正，都已不是产后妈妈身材修复的首选。

　　《产后普拉提》是北京体育职业学院携手普拉提知名导师李春姬为产后女性的特别奉献，书中设计了一整套安全可行的产后普拉提训练方法，每天只需15分钟，就可以在修复产后体形的同时，帮助妈妈们为今后的健康打下牢固的基础。

　　《产后普拉提》带给您的是体验快速修复效果的惊喜！

　　《产后普拉提》的阅读，除了满足您对好身材的渴望，还将为您今后的自身健康和疾病预防奠定坚实的基础！

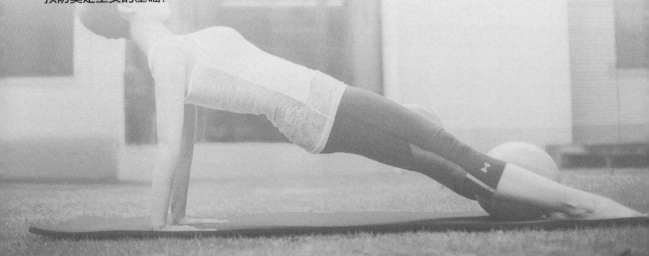

目　录

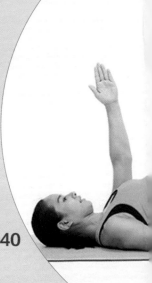

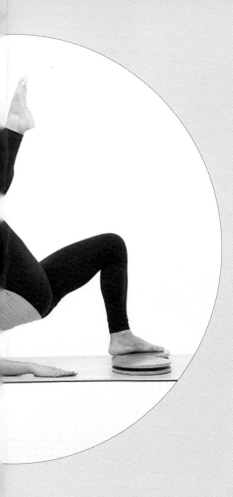

产 后 普 拉 提

特别提示：

在您开始按照《产后普拉提》的指导进行普拉提训练之前，请务必先按照本书附录的自我身体健康评估表，对于自身的健康状况进行评估，然后再开始练习，并且在练习过程中严格遵守提示中列出的注意和禁忌事项。

如果您是初学者或居家练习者，为了确保锻炼的安全性和有效性，建议您在专业产后普拉提教练指导下，先完成普拉提基础训练，再自行练习。因为我们不希望您在训练中受伤，我们希望每位参与到普拉提运动中的人都健康而愉快！

开场：产后妈妈的健康 16 问？

Q1：产后什么时候可以开始运动？

A1：普拉提产后修复，需要根据每位产后妈妈的实际情况进行评估。如没有任何身体疼痛或生理上的异常状态，一般情况下，顺产后一周，剖宫产后六周就可以开始。

Q2：产后腹直肌分离可以修复吗？

A2：可以修复。但这种修复不是完美无缺的，而是功能修复，即通过修复达到预防相关慢性疾病及疼痛的发生。

Q3：产后尾骶骨疼痛可以修复吗？

A3：可以修复。通过正确精准的普拉提训练，可以解决产后尾骶骨周围疼痛的问题。

Q4：产后耻骨联合周围疼痛如何解决？

A4：通过耻骨联合周围肌群的功能修复与肌肉平衡训练达到解决疼痛的目的。

Q5：产后肩膀痛、高低肩怎么办？

A5：通过肩带周围肌群失衡的矫正训练，可以让产后妈妈拥有轻松的肩膀并矫正高低肩。

Q6：产后坐骨神经痛可以运动吗？

A6：可以进行普拉提训练。基础的核心激活与强化肌肉平衡控制训练可以改善和缓解坐骨神经痛。

Q7：常抱孩子，得了产后腕管综合征（手腕疼痛）该怎么办？

A7：手臂关节的中立位普拉提训练，可以很快消除新妈妈的手腕痛，治愈产后腕管综合征。

Q8：产后身体好像瘦了，可是腿特别粗该怎么办？

A8：可以通过整体平衡训练，改善肌肉的不平衡，使下肢循环恢复正常，如此可以有效改善和矫正腿形。

Q9：产后经常感觉背痛该怎么办？

A9：背痛是产后人群存在的普遍问题，需要通过不同模式的训练方法组合，强化和稳定背部肌群。

Q10：孕期和产后一直有腰背痛，还能运动吗？

A10：可以运动，通过普拉提骨盆腰椎的稳定性和灵活控制训练，能够得到完全改善。

Q11：产后有漏尿现象（尿失禁）能恢复吗？

A11：首先需要根据症状和医生诊断来判断是否可以通过普拉提运动改善尿失禁或漏尿的问题。一般情况下，轻中度的症状都有可能通过普拉提修复骨盆底肌的特殊训练方法得到控制和改善。

Q12：产后抑郁该怎么办？

A12：可以通过普拉提身心运动改善抑郁症状和身体不适。

Q13：产后便秘该怎么办？

A13：规律而正确的普拉提训练，可以帮助产后妈妈迅速改善便秘现象。

Q14：产后健忘该怎么办？

A14：普拉提训练可以帮助人体大脑记忆力的修复和增进。

Q15：产后情绪不稳定该怎么办？

A15：有序且有控制的产后普拉提训练，可以迅速帮助产后妈妈稳定情绪和控制情绪。

Q16：产后运动有顺序要求吗？

A16：根据评估结果，在有资质、有经验的专业教练指导下，从易到难循序渐进。

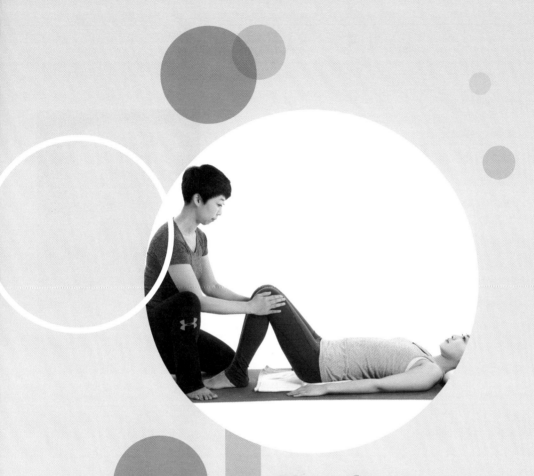

第1章
什么叫普拉提？

第1节 认识普拉提

1. 普拉提的历史

近年来有越来越多的人热衷于普拉提运动训练。20 世纪 90 年代中后期，普拉提运动从只有少数人练习，逐步发展为被舞蹈家、歌手、明星们所推崇，进而在欧美国家成为家喻户晓的主流健康运动方式。国外练习普拉提已经成为平常的事情，而在中国只有为数不多的人在练习。美国的普拉提练习者从 2000 年的 160 万人增长到 2006 年的 1060 万人。随着练习群体的急速增长，普拉提教育已迅速成规模发展起来。

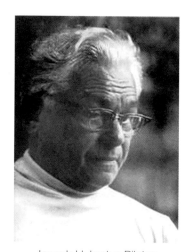

Joseph Hubertus Pilates
约瑟夫·胡贝图斯·普拉提

· 普拉提的幼年期

普拉提运动一开始被称为控制术（Contrology），现在简单的以创始人普拉提的名字来命名。多年来求解创始人约瑟夫·胡贝图斯·普拉提（Joseph Hubertus Pilates）传奇的一生以及他所创造出的这套特殊的身体训练系统，都是运动专家们所热衷探究的。

约瑟夫·胡贝图斯·普拉提（1883 年 12 月 9 日～1967 年 10 月 9 日），出生于德国杜塞尔多夫市附近的小镇蒙城拉德巴赫（Mnchengladbach），人称"桥"或"桥叔叔"。他的父亲（Friedrich）是希腊人后裔，是一位体操选手，母亲（Hhan）是自然理疗师。由于父亲的影响，普拉提自幼便崇尚古希腊理想体格的力与美，他想要像父亲一样成为出色的体操选手，也想当潜水员或拳击手。但自幼体弱多病，患有哮喘、风湿热和佝偻病的桥决心克服身体病痛，改善自己的健康状况。1893 年普拉提通过自己的努力悟到了身体和精神统一的运动才是理想的健康运动方式，并且先后成为了颇有成就的体操运动员、滑雪运动员、拳击手、颇具竞争力的游泳运动员以及自卫术的教练。同时结合了东方的太极、气功、空手道、瑜伽等健身方法和西方的舞蹈、芭蕾等人体表现形式建立起精神 - 身体合一的理念，即普拉提体系的中心，进而创造了普拉提运动。

· 最初的普拉提器械雏形

1912 年，32 岁的普拉提为躲避德国军队的征兵，跟着一位拳击手移居英国。在英国期间，他以参加拳击比赛、进行马戏表演等为生。1914 年，第一次世界大战爆发，他作为德裔侨民被羁押，关入兰卡斯特（Lancaster）的一家工厂，随后又被转入马恩岛（Isle of Man）上的一所集中营。在被羁押期间，他创建了一系列的垫上运动，即普拉提垫上运动体系的雏形，普拉提带领他的伙伴们每天训练，正因为如此，1918 ~ 1919 年大流感爆发时，跟随他训练的人没有一人得病。

当时普拉提和同伴们的训练成绩使他备受关注，也使他得到了在军营里当实习医生的工作。他每天负责 30 位病人，在病人的能力范围之内带领他们每天进行各种训练。当时西方医学正处于幼年期，除了手术和吗啡，医院几乎不能提供更多的治疗方法。当时的护理也只是躺在床上休息，但是这样会形成肌肉萎缩、心肺功能下降和免疫系统衰竭。普拉提帮助病人进行运动训练，起初使用病床的弹簧、皮带作为拉绳和阻力进行训练，使他们痊愈得更快，并且能有效防治继发性感染。

医院实习医生的工作促使普拉提发明了他的第一个健身器材。因为每天手把手地帮助30 位病人训练使人精疲力竭，所以他采用了在病床架上加弹簧的训练方法，这样第一架普拉提康复大床（Cadillac）诞生了。病人可以在普拉提的指导下自己完成动作。当普拉提被释放回到德国后，迫于压力他不得不向军队、警察传授运动训练方法，但随后爱好和平的他迅速离开德国前往美国。

在去往美国的船上，普拉提结识了不久后成为他妻子的克莱拉（Clara）。克莱拉是一名护士，后来她成为了普拉提的忠实拥护者和发扬者，每天和普拉提共同工作，并且照顾普拉提无法照顾的病人。

· 普拉提运动的发展

1926 年普拉提夫妇到了纽约，在纽约芭蕾剧团所在的大楼里开设了一家健身工作室，开始教授普拉提的"控制学"。普拉提和社会各个领域的人士合作，尤其在芭蕾舞领域有深刻的影响，他和很多著名的芭蕾舞演员合作，也有很多人受伤后接受普拉提的康复训练。

普拉提是一个新器材的发明家。他发明了普拉提核心床、普拉提高椅、凯迪拉克高架床、阶梯圆桶、脊柱矫正器等器材设备，他也会应客户需求定做器材。很多普拉提发明的器材直到今天仍在使用和发展。

普拉提的愿望是将他身心结合的健身方法介绍给社会大众，无论是小学还是军营。他希望这种运动方法成为男人的主流训练方式，起初有很多男性加入运动行列，但最终坚持并延续此运动方法的主要是女性。当时这些理念远远超出了他所处的时代所能理解和接受的范畴，直到社会发展到大众认识到普拉提的科学性和先进性时才被迅速传播开来。

·普拉提去世

约瑟夫的工作室毁于 1967 年的一场大火，不久他因吸入大量烟雾而引起的并发症死亡。克莱拉继承了他的遗志，继续将普拉提的健身方法发扬光大，直到 1977 年去世。

他曾经写过两本著作：《你的健康》（Your Health，1934）——探讨都市化的生活如何危害健康；《以控制学回归生命》（Return to Life through Contrology，1945）——在家练习普拉提运动的指南，其中介绍了 34 种原创的垫上运动。

·普拉提运动被医学界认可

普拉提关注于身心的结合，发明了可以使全身都能得到锻炼的动作。每一个练习都是对呼吸的注意、正确的表现形式和有效的运动方式的完美结合。普拉提练习能够加强核心力量、改善平衡能力、提高协调性并缓解压力。相对于其他的练习体系安全且冲击力低，适合从 10 岁到 100 岁的任何人群。这样的运动功效获得了医学界运动康复研究者的广泛认可。目前众多医院和康复中心以及院校都运用普拉提作为康复运动方式。

目前普拉提运动广泛应用于健身中心、私人工作室、康复中心和医院的骨科、针灸科等，无论是受伤的学员还是超级健美的学员都可以受益。普拉提不仅能提高人们的身体健康水平，也能提高人们的整体健康状态。随着越来越多的人开始练习，普拉提正在不断发展和完善。

2. 普拉提运动的概念

普拉提是对身体全方位的精密控制。

普拉提是一门独立的康复运动体系，而不是简单的动作叠加训练。

普拉提通过对身体和精神的训练，提高体力、增强柔韧性和协调性、缓解压力、提高专注力和记忆力、提升幸福感，并且男女老少都可以参与。

目前国内外的一些普拉提传播里有偏向于强化身体体能方面的（如：认为只锻炼身体核心，缺乏全身连接），也有偏向于身心结合方面或主张更多运动表现方式之一的或偏离普拉提训练精髓的（如普拉提是瑜伽运动的一种、普拉提就是瑜伽），但是就像约瑟夫·普拉提坚决表明的那样，原本的普拉提就是生活中方方面面相互统一的运动法。从他留下来的影像资料里可以看到，约瑟夫·普拉提不仅是将运动和身体动作结合在一起，同时也将起居等日常生活的正确方式融入整个运动方法里。

本书所讲解普拉提训练方法遵循的理念是，精解普拉提运动的精髓，通过精准控制身体而获得轻松、健康、自由的身体。

第 2 节　普拉提运动原则

说明：每个普拉提系统的原则重点不同，本书所介绍的普拉提训练系统主张的基本原则为如下 10 点。

1. 呼吸

所有的基本原则固然同样重要，不过呼吸（breath）的重要性和众多启示可以越过对呼吸的基本重要性来观察。这样的原则在普拉提研究中是一种基本方式，呼吸可以说是能量中心（powerhouse）的燃料，能量中心（内核心）是将身体的能量从核心向全身推进的发动机。约瑟夫·普拉提认为呼吸可以是身－心－灵的存在方式。从这样的观点来看，呼吸把其他所有的原则统合在一起，起着贯通其他 9 大基本原则的作用。

呼吸本身对生命是最紧要的，整个呼吸过程是一个复杂的解剖学过程，了解呼吸的解剖学原理可促进形成更好的呼吸方式。我们在后面章节里，会细化分析和讲授不同的呼吸方式。

约瑟夫·普拉提认为可以把整个身体作为呼吸体。

2. 专注（集中）

专注（concentration）可定义为集中注意力专心于一件事或者一个目的。

这里说的目的是对特定的普拉提运动的领会。普拉提练习者的目的是在自身现在的技术水准能力范围内，尽可能正确地完成动作，这样做需要专注。对各个动作的集中点和要点以列表形式在心中一个个检验着进行，在这里可能花几十秒或一两分钟的时间，也包括要锻炼的肌肉和呼吸节奏。在进行动作过程中，始终要集中于保持身体的正确排列和稳定上，这就是"专注"。

3. 中心

中心（center）包含多个层次的含义。主要以身体重心为主，以身体重心为中心点，可以静止也可以平衡全身。每个人的体形和体重不同，所以把运动中心放在哪个部位决定了运动的感觉、效果和难易度。有些人做不好一些动作就以为是肌力不足，这是错误的理解。每个人的运动表现取决于他的体形和体重的分布。不同的性别与不同的姿态，体重分布都会有明显的差距。这与核心（core）、核心肌群也有关联。在普拉提中称为"能量中心"（power house），同时中心的概念也体现着深奥的意义，如内部的平衡和感知或是所有动作中产生的能量泉。

4. 控制

控制（control）定义为对执行特定动作的精准调节。调节的精准在于对技术的理解和感悟。当你刚开始做这样运动时需要很仔细地调节，调节技术提高的同时会变得越来越精准化。能够做到精准控制的人与达不到控制标准的人之间会有明显的差距。一般控制的质量提升时就会减少失误，能够正确排列、改善协调与平衡，可以用最少的力减少肌肉的过度疲劳，通过多次尝试提高可以成功表现动作的能力。精准的控制来自多次的尝试和训练，并且如此训练不仅增强肌肉力量和弹性，还可以帮助开发精巧的运动方式，让人体肌肉变得更智能，可以自主适应以提升神经控制能力（如记忆力、敏感度、反应速度和反馈速率）。

5. 精准

精准（precision）是普拉提运动区分于其他运动的重要概念。精准性可以说是执行动作的正确训练方式。普拉提运动本身与其他运动并没有太大差异，差别在于执行运动的方法过程。解剖学知识在达成普拉提动作的精准上起到了决定性的作用。了解解剖学就可以理解哪块肌肉在运动，哪块肌肉需要放松，并且可以找到正确的身体排列以达到运动目标。精准性越高，达到目标的可能性就越高，在运动中的收获也就越多。精准性在整个普拉提学习中，对运动的理解和执行无数的调节过程来讲是真正核心的要素。为了达到精准控制身体而给出的教练口令（精准有效口令），也是普拉提教练一生追求的学习目标。

6. 流畅

流畅（flow）是普拉提中必备的要素。流畅是让动作变得温和且不中断。

普拉提的弟子罗曼娜（Romana Kryzanowska）解释说：普拉提是"从强健的中心流向外部的动作"（flowing motion outward from a strong center）。想形成如此的流动就要精准深入地了解动作本身以及肌肉走向与募集顺序，通过持续地训练去熟悉动作模式，感知各阶段的身体移动部位，找到动作的流畅和身体的流动。

美国心理学家米哈利（Mihaly Csikszentmihalyi）曾说过："流畅被视为人体在活动过程中狂热集中、完全专注、感受到成功的喜悦，而全身心投入于正在进行中事情的精神状态。"

7. 核心到全身的连接

将普拉提核心概念和肌肉募集、力的传输与筋膜学相结合，通过正确的用力模式从深层肌到浅层肌相连接，并使其协同工作的同时再把核心力传送到远端的原理，称为核心到全身的连接（力的传输与连接）。

8. 肌肉的均衡发展

肌肉的均衡发展是指：发展肌肉正常功能和保持正确的身体排列。通过有控制的练习，达到动作流畅，最终改善身体的不良姿态、提高身体的舒适度、提升肌肉的均衡协调性，加强全身运动能力，从而更好地适应各种社会环境（提升体适能）。

9. 身体的整体发展

普拉提是全身整体的运动，将运动和全身结合使之流畅协调，将意识和身体结合，使之更具效率，使身心的结合转变为整体健康的发展。让生活中的身体和谐完美（骨关节肌肉与内脏器官同步健康）。

10. 自由放松

身体的整体健康需要平衡力量和控制，同样也需要平衡紧张和放松。在本书所介绍的普拉提训练方法中，我们将学习如何用适当的力量来正确完成动作，不多不少恰到好处。学会放松那些不需要紧张发力的部位，帮助我们找到轻松流畅的动作模式，并将其融入生活中（整体健康自由的身体）。

普拉提 10 大运动原则

1. 呼吸
2. 激活核心
3. 中立位 - 探索最理想的开始位置
4. 强化腹部
5. 腰椎骨盆的稳定性

6. 脊柱强化和灵活性
7. 肩带的稳定性和灵活性
8. 校正排列
9. 放松整理
10. 伸展

第 3 节　产后普拉提基本功训练

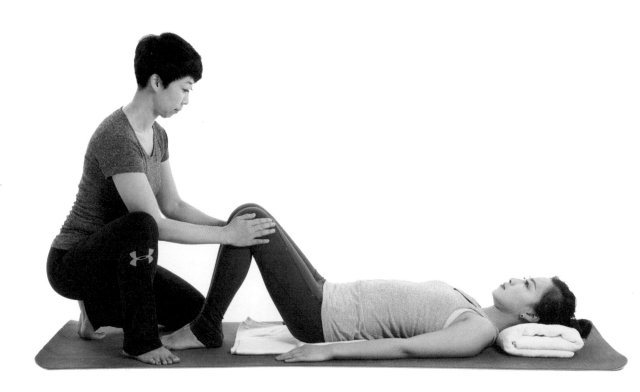

普拉提运动基本功

基本功动作名称与解析

（产后修复必备工具）

普拉提基本功训练的重要性和意义

1. 这是在所有产后修复运动训练中，要用到的使用手册；

2. 基本呼吸练习将会给每个训练者带来一辈子的健康受益；

3. 正确的基本功练习结合产后特殊期间的特殊训练，事半功倍；

4. 每个基本功练习都有禁忌注意事项，请务必遵守；

5. 每个基本功练习在平日和孕期练习，有助于产后快速修复；

6. 需要每天坚持正确地练习；

7. 需要每天循序渐进地练习；

8. 普拉提基本功训练，可作为所有康复运动各个阶段的基础训练；

9. 基本功训练，可以帮助人体进入正能量的循环；

10. 预防和改善身体不良姿态及慢性损伤；

11. 轻松修复身体的歪斜和慢性疼痛；

12. 帮助人体养成正确的骨关节排列习惯，从而达到健康养生的目的；

13. 基本功练习是帮助产后母体建立健康姿态的基础。

普拉提呼吸的训练方法

1. 横膈膜呼吸（普拉提式腹式呼吸）

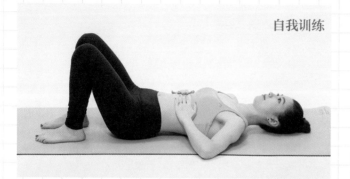

自我训练

避免只突出前方腹部，避免因此而腹部越练越大。

辅助训练

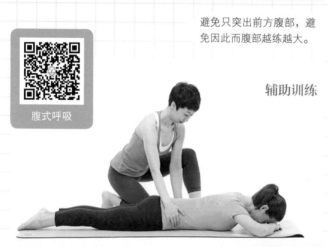

腹式呼吸

普拉提式腹式呼吸：主要用于激活核心与核心感知。避免过度练习和勉强进行。适合训练时间每次 3 ~ 5 分钟。

动作禁忌与注意事项

任何腹腔术后，伤口恢复前应避免练习。以医生诊断嘱咐为准。

级别：普拉提基本功动作

动作名称：横膈膜呼吸

身体位置：仰卧位

完成方式：

1. 吸气时，整个腹部向外扩张（有控制地轻轻推开）。

整个腹部指的是：腹部分为前方腹部、侧方腹部和后方腹部。腹横肌所有筋膜包绕的圆桶式周围皮肤组织称为所有腹部。

2. 呼气时，收紧所有核心和腹部肌群（保持腹压对抗式内外同步收紧）。

核心指的是：内核心肌群－骨盆底肌、多裂肌、髂腰肌、腰方肌、腹横肌、膈肌等六大核心肌群。

3. 想象口令：吸气时，想象给气球吹气似的让所有腹部（包括骨盆底部）向外，有控制地轻轻吹大气球的感觉，感觉到整个腹腔紧绷；呼气时，将刚刚推开的所有腹部和盆底同步向内向上收缩，整个腹部在保持腹压的同时缩紧。

2. 普拉提式胸式呼吸

侧后胸式呼吸

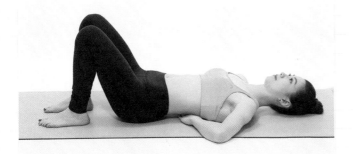

避免过度夸张的呼吸或深呼吸，
因为可能会引起头晕不适。

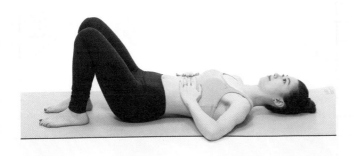

普拉提式侧后胸式呼吸：主要用于激活胸廓与加大肺活量。
避免过度练习和勉强进行。适合训练时间为每次 3 ~ 5 分钟。

动作禁忌与注意事项

任何胸腔术后，伤口恢复前应避
免练习。以医生诊断嘱咐为准。

普拉提基本功

动作名称：侧后胸式呼吸

身体位置：仰卧位

完成方式：

1. 吸气时，注意力集中在胸
廓，整个呼吸过程腹部有控制
地保持正常腹压并内收；吸气
时，用鼻子吸气拉紧腹部，同
时气息吸入整个胸廓的侧后方
填满肺部。

2. 用嘴巴呼气，同时收紧核心
肌群，胸廓下降。

3. 想象口令：想象上胸腔像气
球一样，吸气时充分吸入扩张
所有肺部，吸气吸入到肺脏的
最底部；呼气时将气呼到底，
将肋骨向骨盆方向滑行。

胸式呼吸

---

3. 普拉提背入式呼吸

动作禁忌与注意事项

背部术后，伤口修复前应避免练习；高血压病、心脏病患者需要减缓呼吸节奏并避免婴儿体位。

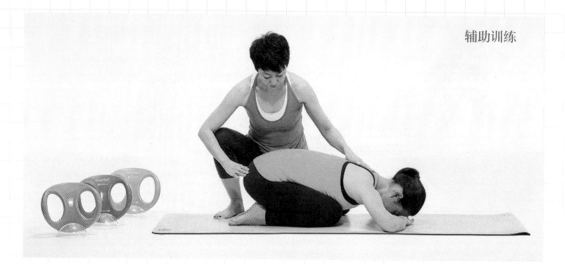

辅助训练

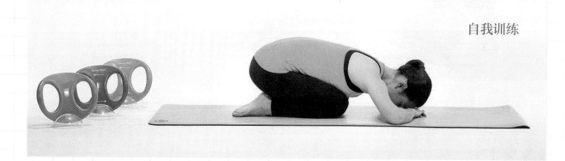

自我训练

避免过长时间练习，以免
引起头晕不适。

自我训练

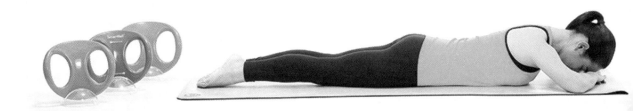

普拉提基本功

动作名称：背入式呼吸

身体位置：婴儿跪姿 / 俯卧

完成方式：

1. 第一种：吸气时，将气息通过意念吸入整
个背部；呼气时，收紧核心延长脊柱。

2. 第二种：吸气时，将气息吸入整个背部；
呼气时，放松躯干。

3. 想象口令：想象整个背部像一面呼吸墙，
吸气时使气息吸入整个背部的每一个角落，
呼气时舒展所有背部保持延伸。

背入式呼吸

普拉提式背入式呼吸：主要用于激活整个背部。避免过度练习和勉强进行。适合训练时
间为每次 3 ~ 5 分钟。

4. 普拉提叠加式呼吸

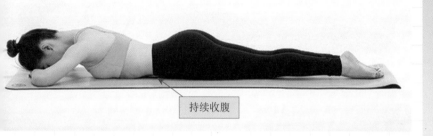

持续收腹

在练习中需要持续收紧所有核心部位。

普拉提基本功

动作名称： 叠加式呼吸

身体位置： 俯卧

完成方式：

1. 吸气时，拉紧腹部；呼气时，收紧所有核心肌群（腹部）；在一组的呼吸训练中，从第一次吸入开始一直到最后一次呼气的过程，不断重叠收紧核心腹部（同时保持正常腹压）。

2. 呼气时先启动并使用骨盆底肌带动所有核心肌群向内向上收紧。

3. 想象口令：想象你的腹部缩小结实了一圈；想象肚脐下方有颗草莓但不要碰到它；想象穿了条紧身裤。

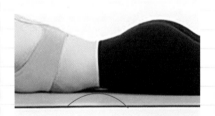

保持腰椎中立位
（腰椎自然曲度）

叠加式呼吸

普拉提式叠加式呼吸：主要用于激活整个腹部并持续让腹部收紧保护腰椎。适合训练强度为每次 3 ~ 5 组。

普拉提基本功

1. 站立卷下

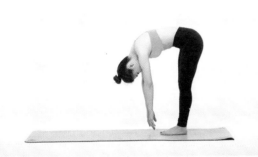

避免先做屈髋。

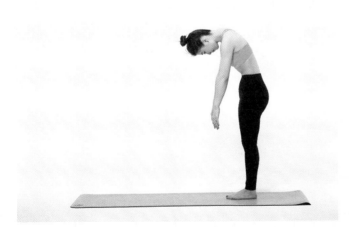

备注：该动作徒手或使用工具均可，手持工具可以增加身体本体感和连接性，有辅助训练的功效。

普拉提基本功

动作名称：站立卷下

身体位置：站立

完成方式：

1. 吸气时，延长脊柱；呼气时，逐节地从头部开始向下卷动下放脊柱，一直到屈髋（中间需要不断调换呼吸，避免屏气 / 憋气）；再从骨盆开始恢复中立位向上恢复，脊柱还原。

2. 呼气时，卷下脊柱；呼出气体后紧接着轻轻短短地吸气，继续呼气连续卷下的动作。

3. 想象口令：想象身体像一棵树向天的方向延展；保持整个身体的延伸，顺着叠加的呼气过程，将脊柱一节一节地向地面的方向，边延长边垂放；想象自己的上半身像一匹布一样，慢慢从头部开始挂在骨盆上。

站立动态脊柱卷下

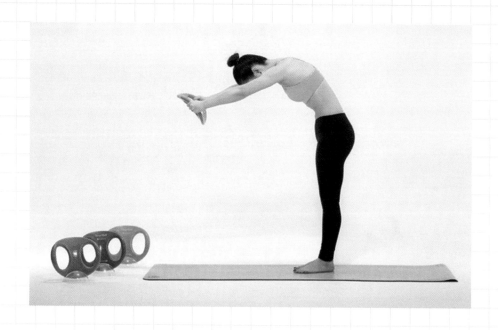

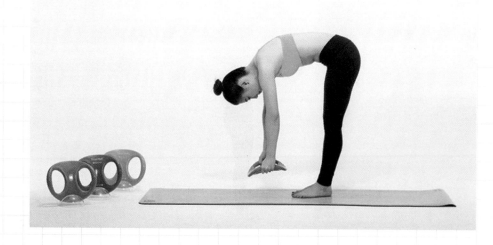

站立卷下和卷上，是一个经典的普拉提评估动作，同时也是
康复训练。适合训练强度为每次 3 ～ 5 组。

2. 人体中立位：普拉提仰卧位

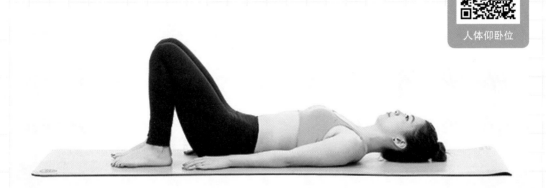

人体仰卧位

普拉提基本功

动作名称： 普拉提仰卧位

身体位置： 仰卧垫子正中

完成方式：

1. 首先将身体卧于垫子正中间；身体前侧的鼻子、胸骨正中点、肚脐、耻骨联合四个点连线成一直线。

2. 摆正骨盆；两侧髂前上棘两个点和耻骨前侧形成的三角形平面，需要平行于地面。

3. 摆放双脚，双腿平行，脚跟对准同侧坐骨结节。

4. 手臂摆放在髋部两侧。

5. 摆正颈部保持自然前屈度，摆正头部使面部朝向天花板正上方，视线略微向下。

3. 俯卧位

人体俯卧中立位

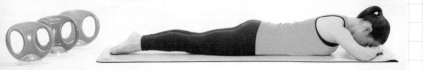

普拉提基本功

动作名称: 普拉提俯卧位

身体位置: 俯卧

完成方式:

1. 双手手掌叠放在一起放在额头正下方。

2. 顺着头部的正中线,摆放躯干脊柱。

3. 摆正骨盆。

4. 将下肢摆放在正确的排列上。

4. 侧卧位

人体侧卧中立位

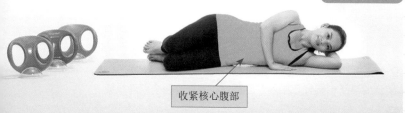

收紧核心腹部

普拉提基本功

动作名称: 普拉提侧卧位

身体位置: 侧卧

完成方式:

1. 屈膝侧卧,一侧手臂固定头部(可以垫小毛巾或枕头在头部下方支撑头部)。

2. 后脑勺、胸椎最高点、骶骨与脚跟对齐在一条直线上。

3. 两侧腰部同步收缩与对侧大腿内收肌做力的连接,尤其是靠近地面的侧腰主动收缩,使脊柱成一条直线与地面平行。

找到身体不同体位中的正确位置,需要在有经验的普拉提教练指导下学会此练习。

5. 坐姿位

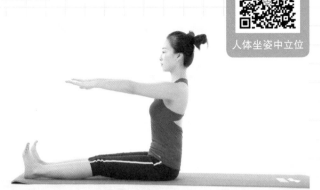

人体坐姿中立位

普拉提基本功

动作名称：坐姿位

身体位置：坐姿

完成方式：

1. 坐姿，可伸展双腿或盘腿坐。

2. 骨盆保持垂直于地面。

3. 脊柱伸展中立位，保持健康生理曲度。

4. 头部在颈椎正上方，头顶朝天。

5. 手臂取任何姿态。

6. 四足位

四足中立位

普拉提基本功

动作名称：四足位

身体位置：面朝下跪姿

完成方式：

1. 手臂伸直支撑身体（无任何关节超伸）；手腕在肩膀正下方；五指张开，中指对准头的前方；双肘通过肩外旋45度。

2. 下肢摆放中立位，膝关节支撑部位刚好在髋关节正下方。

3. 骨盆摆正中立位。

4. 脊柱从骨盆延伸并保持中立位。

5. 头部在脊柱延长线上。

6. 身体重心均匀地处于双手掌和双膝盖四个点的正中间（如手腕不适，将重心略微向后移动，避免症状加重）。

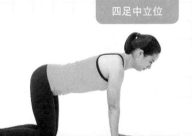

避免骨盆后倾。

找到身体不同部位的正确位置，需要在有经验的普拉提教练指导下学会此练习。

7. 激活骨盆底肌

激活骨盆底肌训练

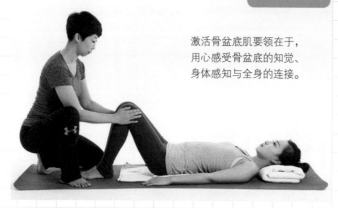

激活骨盆底肌要领在于，用心感受骨盆底的知觉、身体感知与全身的连接。

8. 激活腹部

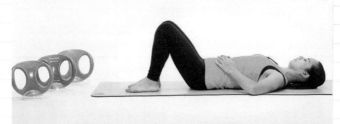

整个激活腹部的过程，伴随着骨盆底肌的激活。

激活骨盆底肌和腹部，需要根据每个阶段的身体状况和训练目标做调整。

普拉提基本功

动作名称： 激活骨盆底肌

身体位置： 仰卧位

工具： 浴巾和毛巾

完成方式：

1. 仰卧中立位。

2. 需要教练辅助训练，也可以自行完成。

3. 头部垫毛巾，臀部下方垫浴巾。

4. 吸气时，吸入到骨盆会阴处，呼气时收缩所有骨盆底肌向内向上；重复练习。

5. 先激活后练习。

6. 激活盆底肌训练，需要良好的控制力和集中力。

7. 在私密的空间练习。

8. 需要不干扰训练的背景音乐。

普拉提基本功

动作名称： 激活腹部

身体位置： 普拉提仰卧位

完成方式：

1. 双手放在腹部前方或两侧。

2. 吸气时，将腹部和骨盆底肌同时向外，有控制地轻轻扩张。

3. 呼气时，匀速地将所有核心肌群向内、向头顶方向收缩。

4. 通过腹式呼吸激活腹部。

9. 激活背部

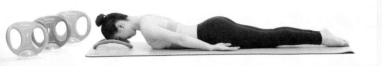

使髋关节完全舒展，
骨盆始终保持中立位。

普拉提基本功

动作名称： 激活背部

身体位置： 普拉提俯卧位

完成方式：

1. 俯卧位，把身体放在垫子正中间。

2. 通过普拉提胸式呼吸，将身体摆放中立位并延伸出去。

3. 每次呼气时，延长脊柱、下肢和手臂。

4. 完成以上身体中立位和全身的延伸，在下一个呼气过程中，将上半身从头顶开始逐步抬起。

5. 基础激活可以配合呼吸，做动态节奏的训练。

6. 强化时，可以做静态的控制。

7. 两手臂在身体两侧，也可以将双手叠放在额头前完成训练。

8. 可以使用工具完成辅助训练。

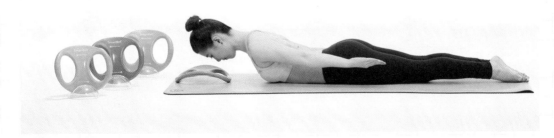

人体的背部训练，关联整个后侧系统的建立和正确姿态的控制。

10. 胸部抬起

仰卧胸部抬起

可以使用辅助工具

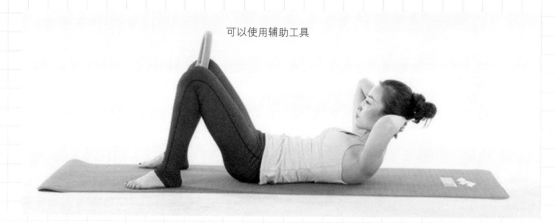

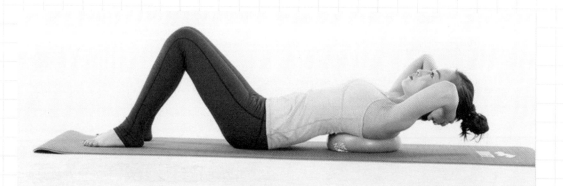

避免用任何代偿完成动作。如：头面部、颈前、手臂等

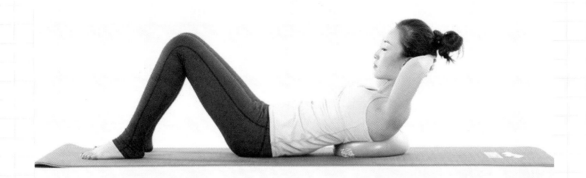

普拉提基本功

动作名称： 胸部抬起

身体位置： 仰卧位

完成方式：

分类：仰卧屈膝位、仰卧桌面腿、仰卧双腿朝天、仰卧双腿倾斜，使用辅助工具。

1. 准备：双手托住枕骨下方（后脑勺），头部与双手做轻微对抗，保持肩带周围肌群的舒展和控制。

2. 吸气时，启用核心肌群并将核心的力量连接和传送到四肢远端。

3. 呼气时，在骨盆和下肢保持稳定的前提下，将上半身（头颈部和肩带）从头顶抬起到肩（胛）下角位置，让上半身顺着脊柱线笔直地抬起；重复练习。

4. 在重复练习时，每次吸气返回过程中，需要均匀控制核心肌群的离心收缩力，保持上半身不做任何松懈并且保证不完全下放身体，保持核心力的控制。

5. 呼气时，重复向上抬起上半身。

胸部抬起是普拉提基本功训练中最经典的腹肌训练方法之一；一般每次练习做 3 ~ 5 组，1 组 8 ~ 12 次。

11. 腹斜肌强化

仰卧腹斜肌强化

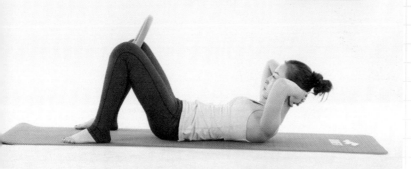

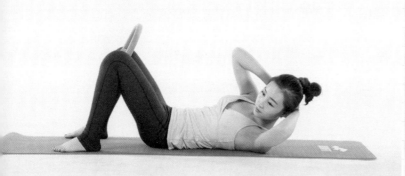

胸部抬起并扭转是典型的腹斜肌训练，务必认真掌握；一般每次练习做 3～5 组，1 组 8～12 次。

动作禁忌与注意事项

避免骨盆后倾位训练；避免颈椎椎间盘突出、骨质疏松症。

普拉提基本功

动作名称：腹斜肌强化

身体位置：普拉提仰卧位

完成方式：

1. 先完成胸部抬起。

2. 吸气时，向一侧扭转胸椎（骨盆保持稳定）；呼气时，返回到胸部抬起的体位。

3. 想象口令：双脚像吸铁石一样踩住地面；下肢和骨盆保持中立位完成动作；头顶像天线一样，向外拉长脊柱并保持延伸；双肘像打开的贝壳一样，保持向外的角度托住颈后部；想象下巴下面夹个小苹果，保持下巴和胸骨之间的空间距离。

4. 在旋转过程中，感受胸椎的延伸和扭转。

注：动作熟练后，或腹肌力量比较弱的人群每次旋转胸椎时用呼气完成。

用叠加式呼吸控制动作。

12. 弹力带腿画圈

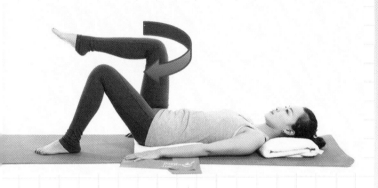

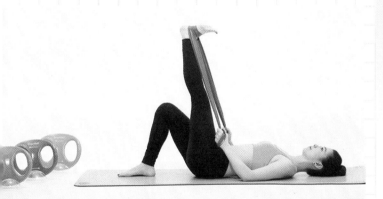

避免肩膀随着骨盆或
随着腿部同时转动。

普拉提基本功

动作名称： 弹力带腿画圈
身体位置： 普拉提仰卧位
完成方式：

基础髋关节热身

1. 屈髋屈膝 90 度；以髋臼为中心，使大腿股骨头在髋臼里滑动（注意观察关节和身体感觉，出现任何髋关节不适立刻减小动作幅度或停止练习）。

2. 开始的训练，从小幅度开始。慢慢加入髋关节活动范围。

3. 两侧同节奏完成。

直腿髋画圈

练习 1：单腿伸直，做髋关节画圈；向外和向内的两个方向均等完成。

练习 2：使用辅助工具（弹力带），完成同样动作。

关注：骨盆和肩带先保持稳定和控制，再完成动作。

重复次数：两侧同组数和次数；每组 8～12 次，完成 3～5 组。

髋关节功能训练，在整个普拉提康复训练中起着至关重要的作用。

13. 肩桥

仰卧肩桥

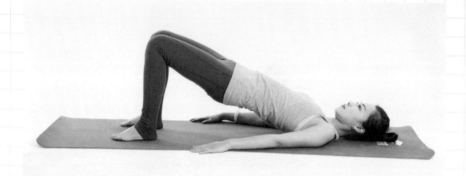

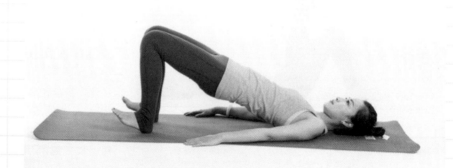

肩桥练习是普拉提康复训练中，占最重要地位的基础训练。

普拉提基本功

动作名称： 肩桥

身体位置： 仰卧位

完成方式：

1. 屈膝仰卧；双脚踩住地面中立位；骨盆和脊柱在中立位；手臂伸直压住地面。

2. 吸气时，感受身体核心和整个背部的连接。

3. 呼气时，先使用核心肌群卷动骨盆向后向上，卷到腰椎处调用更多核心力和臀肌、腘绳肌继续卷动脊柱向上，一直卷到肩胛骨下角；吸气保持骨盆高度，呼气返回。

4. 动作变化：整个脚掌抬起，用脚跟支撑；或脚跟抬起，用前脚掌支撑完成肩桥。

5. 在卷动骨盆和脊柱过程中，肩带保持稳定和控制，没有上下的滑动。

想象口令：想象你的骨盆从脚跟开始滚动起来，像个大铁球似的向后向头部方向滚动；当骨盆完全卷起后，再带着脊柱一节一节地向上卷起；想象垫子上画有一条红色的中线，顺着这条线笔直地卷起骨盆和脊柱，并精准地到达肩胛下角。

患椎间盘突出、强直性脊柱炎，可以进行直背肩桥练习。

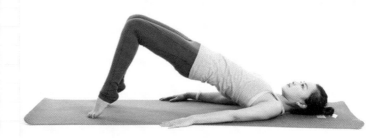

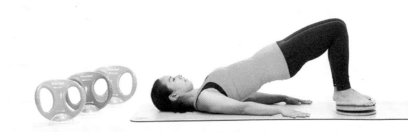

14. 胸骨下放

胸骨下放

动作禁忌与注意事项

手腕、手臂受伤避免练习。

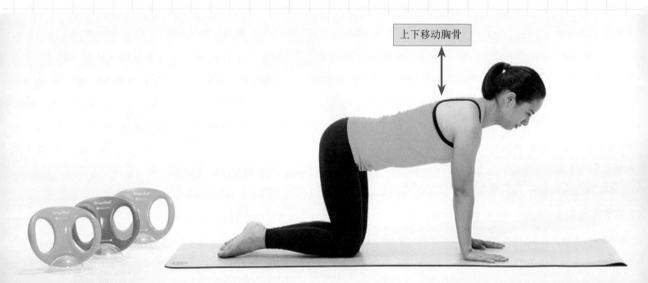

上下移动胸骨

避免手肘超伸（肘关节）；
避免重心偏离。

前锯肌的力量和耐力的培养，意义深远。

普拉提基本功

动作名称： 胸骨下放

身体位置： 普拉提四足位

完成方式：

1. 预备姿势四足中立位。

2. 吸气时，保持手臂、骨盆、下肢的中立位，同时下降胸骨和胸椎。

3. 呼气时，还原脊柱中立位。

4. 胸椎有向下沉下去的感觉，要保持手臂始终伸直（不超伸）。

5. 感受胸椎还原时，使用前锯肌的力量上推，使肩胛骨顺利地在背部滑动；吸气下放时前锯肌离心收缩。

6. 可进行胸骨的慢下快上或快下慢上练习。

想象口令： 吸气想象整个胸廓靠近地面；呼气整个背部升向天花板（保持骨盆与脊柱中立位）。

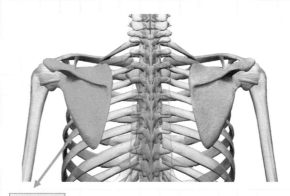

肩胛骨

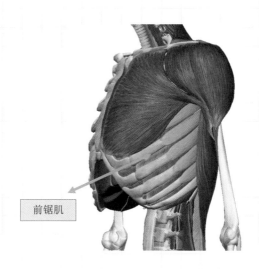

前锯肌

15. 猫伸展

猫伸展

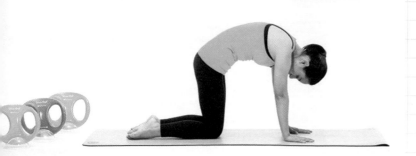

普拉提基本功

动作名称： 猫伸展

身体位置： 普拉提四足位

完成方式：

1. 准备姿势四足中立位；吸气时，吸入骨盆底。

2. 呼气时，收紧所有核心肌群从尾骨开始卷动骨盆向内，使脊柱形成长长大大的 C 字形；还原。

3. 再吸气，吸入背部，呼气将脊柱从尾骨开始反方向延伸；将核心力灌入整个脊柱所有关节里，一直延伸至头顶。

4. 重复练习。

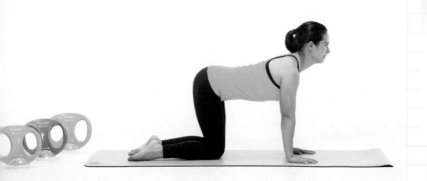

避免从脊柱的某处开始卷动，以避免脊柱的某处关节过度灵活，影响整个脊柱的姿态和稳定。

普拉提猫式练习，使脊柱变得灵活有力。

16. 门框臂

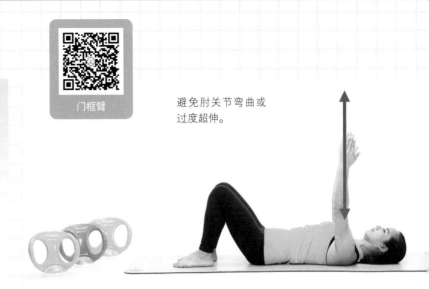

普拉提基本功

动作名称： 门框臂

身体位置： 仰卧位

完成方式：

仰卧时：

1. 两臂伸直指向天花板。

2. 保持两侧手臂平行。

3. 保持肩胛骨的正确位置。

4. 保持身体所有中立位。

5. 将核心的力量连接到手指尖。

门框臂

避免肘关节弯曲或
过度超伸。

17. 平板支撑

普拉提基本功

动作名称： 平板支撑

身体位置： 从四足位开始

完成方式：

1. 从完美四足位屈肘，放低上半
身并继续保持脊柱骨盆中立位。

2. 吸气时，吸入背部；呼气时
伸开一侧腿；再呼气时伸展另外
一侧腿；静态保持 10 秒以上。

3. 一般保持同等时间，一次训
练完成 10 组以上。

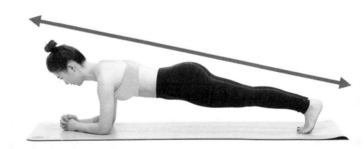

避免在代偿中坚持训练。

手臂的中立位使用和正确发力，可以将核心的力量源源不断地
输送到手指尖。

18. 坐姿脊柱扭转

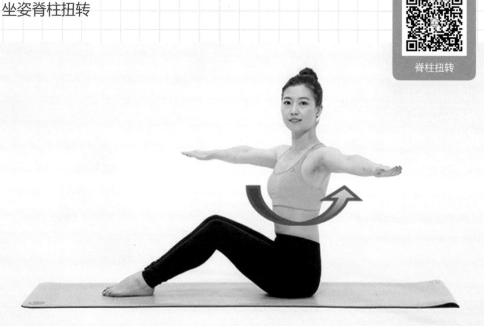

脊柱扭转

普拉提基本功

动作名称：坐姿脊柱扭转

身体位置：普拉提坐姿

完成方式：

1. 坐姿，伸直或弯曲双腿，身体中立位，双臂向两侧延展出去。

2. 吸气时，脊柱向一侧扭转；呼气还原（吸气扭转脊柱使骨盆稳定的同时脊柱活动度增加）。

3. 或者呼气时，使脊柱向一侧旋转，吸气还原；完成另外一侧（骨盆更加稳定且脊柱活动度受限）。

19. C 形脊柱

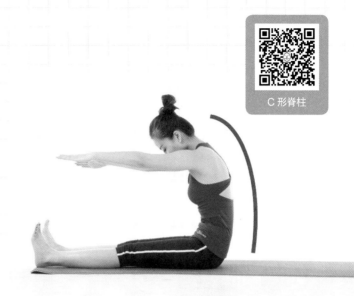
普拉提基本功

动作名称: C 形脊柱

身体位置: 坐姿 / 站姿

完成方式:

坐姿位:

1. 坐直,吸气时使脊柱延伸更高;

2. 呼气时,从骨盆底开始顺着垫子向后卷下,脊柱保持最长延伸的屈曲。

3. 还原,重复。

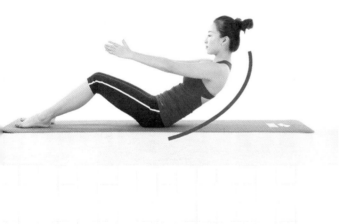

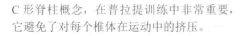

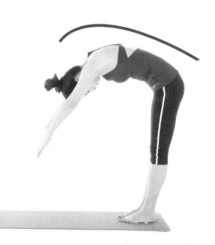

C 形脊柱概念,在普拉提训练中非常重要,它避免了对每个椎体在运动中的挤压。

20. 坐姿平衡控制

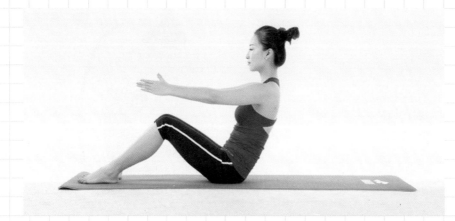

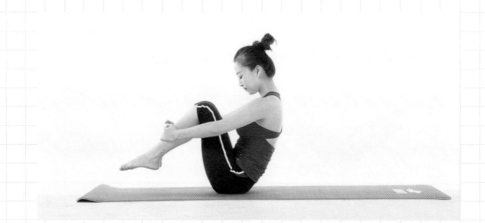

平衡与控制平衡的基本功训练，将给所有后续训练动作打好坚实的控制力基础。

普拉提基本功

动作名称：坐姿平衡控制

身体位置：坐姿

完成方式：

1. 双脚踩地，双手臂向前伸直，掌心相对。

2. 呼气时，双手抓住两小腿从地面抬起并保持 C 形脊柱线。

3. 身体始终保持平衡。

4. 可以在坐骨结节和尾骨间移动身体重心，控制平衡并尝试停留在想停留的那个控制点上。

变化：

1. 基础练习：前后移动重心控制平衡。

2. 双脚抬起，前后移动重心并控制平衡。

3. 使用脊柱矫正器练习：这是简化练习。

4. 使用瑞士球练习：这是强化练习。

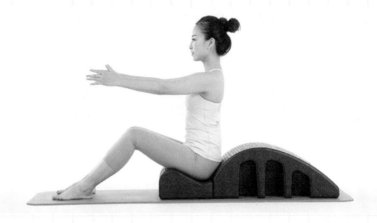

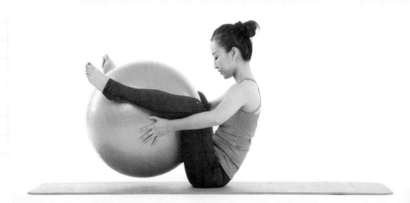

始终保持 C 形脊柱；
始终控制核心力；
避免所有代偿力。

21. 中轴延伸

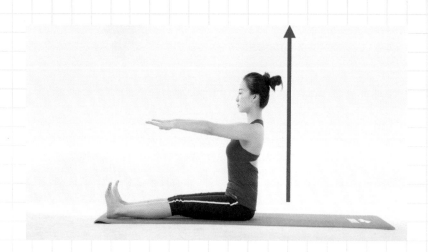

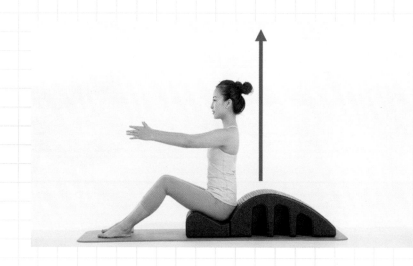

中轴指的是人体脊柱。中轴延伸的概念给所有普拉提康复训练奠定了精准健康
运动效果的基础。

普拉提基本功

动作名称： 中轴延伸

身体位置： 所有姿势

完成方式：

1. 吸气时吸入胸腔，同时核心激活。

2. 呼气时所有核心肌群收紧。

3. 重复呼吸。

中轴延伸：先启用骨盆底肌，再同步收缩腹横肌与多裂肌。

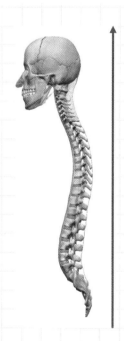

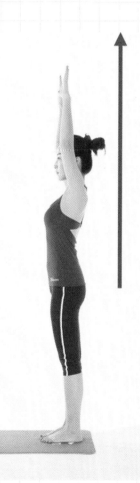

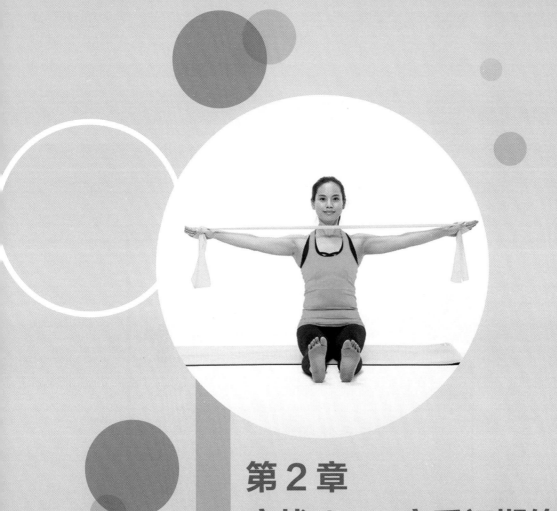

第 2 章

实战 1——产后初期修复
（产后 6 周~ 3 个月）

激活骨盆底肌

释放产后的身体疼痛和紧张情绪

骨盆底肌黄金修复期

强化腹部及矫正身体排列

重要提示

① 产后初期修复的注意事项和禁忌
② 遵守训练中的运动原则
③ 训练的精准控制与执行

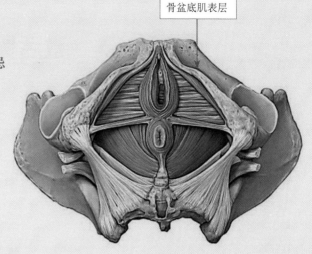

骨盆底肌表层

注意事项：

· 这是无任何产后感染或其他疾病的健康产后妈妈的普拉提运动康复训练（以医生诊断和运动前健康评估为依据，如有其他疾病症状或异常情况请务必先咨询您的妇产科医生和专业孕产妇普拉提教练）。

· 完成产后健康评估方可开始练习。

· 训练目标指导

激活骨盆底肌；

释放产后的身体紧张疼痛和紧张情绪；

骨盆底肌修复黄金期——激活并使用；

强化腹部及矫正身体排列。

第1节　激活骨盆底肌

1. 站立位感知身体

产后初期训练

动作名称： 站立位感知身体

身体位置： 站姿

完成方式：

1. 自然站立站正。

2. 双手掌放在两侧髋部。

3. 认识骨盆的宽度和厚度。

4. 通过触摸的方式，找到自己骨盆的位置和感知印象。

重点提示

1. 通过对女性骨盆的骨性标志的认识，对自己的骨盆做触摸和测试。

2. 重复的触摸和感知。

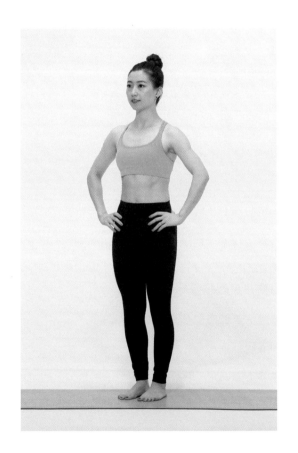

产后初期的身体修复第一步：激活骨盆底肌，使用骨盆底肌。

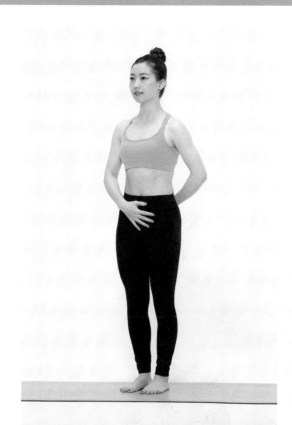

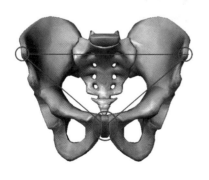

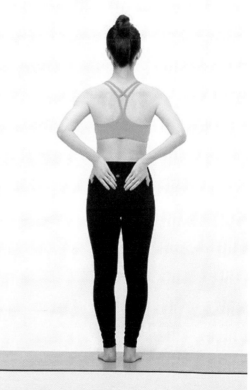

2. 站立骨盆前后卷动

产后初期训练

动作名称： 站立骨盆前后卷动

身体位置： 站姿

完成方式：

1. 首先轻微弯曲双膝，用双手将一根（大阻力的）弹力带穿过双腿之间，包住骨盆底区域向上拉住，呼气的同时使骨盆向后倾斜过去。

2. 吸气还原，呼气向前。

3. 连续完成（控制活动度）。

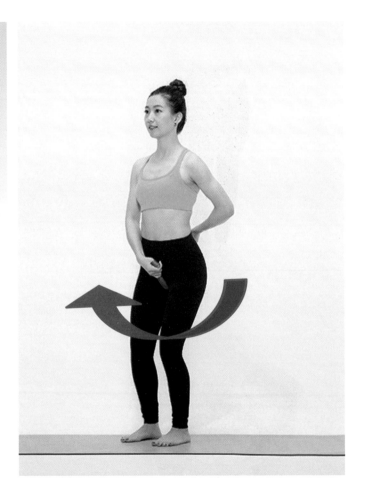

女性对自身骨盆的骨性结构认知非常重要。

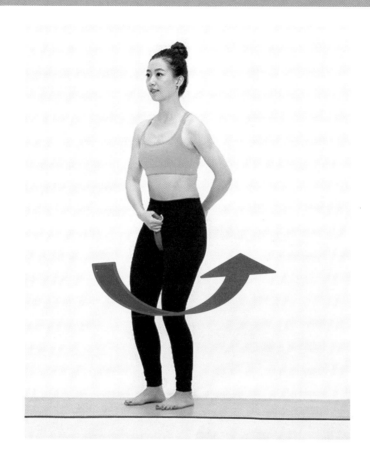

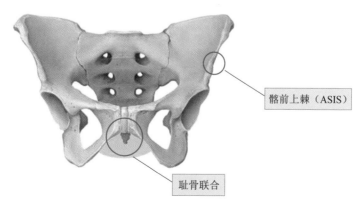

髂前上棘（ASIS）

耻骨联合

3. 普拉提腹式呼吸

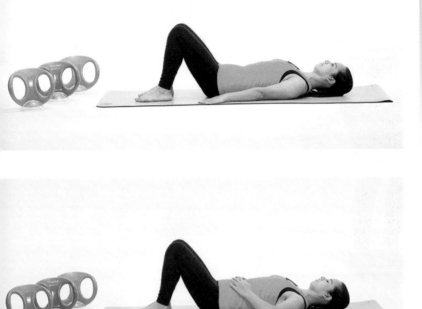

动作禁忌与注意事项

属产后试探性激活呼吸方式。避免使用蛮力或过度发力呼吸。

产后初期训练

动作名称：普拉提腹式呼吸

身体位置：仰卧位

完成方式：

1. 首先掌握仰卧的正确姿势。

2. 双手放在身体两侧或腹部。

3. 吸气时，扩张腹部；呼气时，收缩骨盆底肌和腹部；反复练习。

产后的普拉提腹式呼吸，可以迅速恢复腹腔功能。

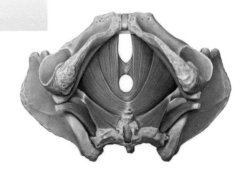

骨盆底肌的深层肌肉图

4. 背入式呼吸 + 叠加式呼吸

产后初期训练

动作名称：背入式呼吸 + 叠加式呼吸

身体位置：普拉提俯卧位

完成方式：

1. 吸气时，拉紧腹部；呼气时，收紧所有核心肌群。

2. 在一组的呼吸训练中，从第一次吸入开始一直到最后一次呼气的过程不断重叠收缩核心。

重点提示

1. 在背入式呼吸中，注意力集中在整个背部，将气息缓慢导入；遇到阻碍不勉强进行。

2. 在叠加式呼吸中，可从简单的两次呼吸叠加开始训练，逐渐增加呼吸的次数。

3. 遇到呼吸中的不适症状，需停止训练，缓解紧张或疼痛部位之后再继续练习。

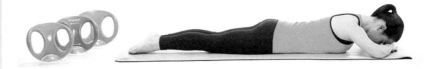

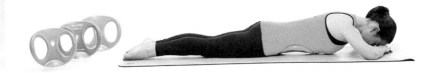

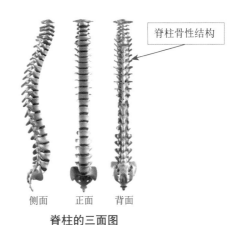

脊柱骨性结构

侧面　　正面　　背面

脊柱的三面图

普拉提胸腹式呼吸的运用，可使人体获得更多轻松自由的呼吸感受。

第 2 节　释放紧张的练习方法

1. 弹力带训练

产后初期训练

动作名称： 弹力带训练

身体位置： 普拉提坐姿

使用工具： 弹力带

完成方式：

1. 握弹力带方法见图。

2. 吸气，手臂前平举。

3. 呼气，双手同时向两侧展开。
重复。

重点提示

1. 开始动作，需要保持在良好的普拉提坐姿位上。

2. 预备时，整个手臂连接深层核心同步发力。

3. 完成时，整个手臂变得更修长并延长向外。想象有两个人在外侧拉动自己手臂的感觉。

4. 整个练习过程中，将骨盆底肌为主导的核心力量不断传送连接到身体远端的双手、双脚和头顶。

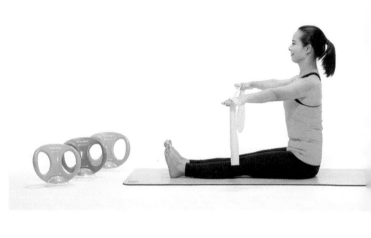

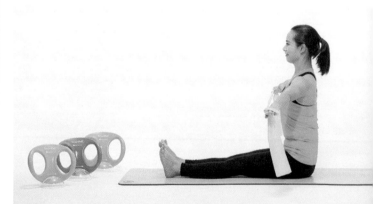

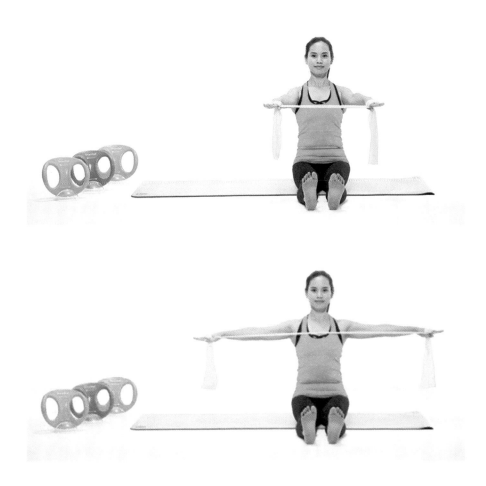

使用普拉提弹力带小工具训练时，注意手与带子的连接并始终保持手腕和手臂的中立位。

2. 弹力带手臂环绕

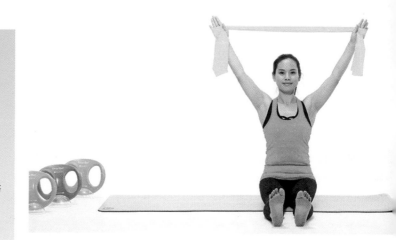

产后初期训练

动作名称： 弹力带手臂环绕

身体位置： 普拉提坐姿

使用工具： 弹力带

完成方式：

1. 双手握弹力带。

2. 吸气时双臂从前方向上高举过头，在头的正上方。

3. 呼气向后延伸后环绕。

4. 还原；重复。

重点提示

1. 开始动作，需要保持在良好的普拉提坐姿位上。

2. 预备时，整个手臂连接深层核心同步发力。

3. 需要充分发挥肩关节外旋和内旋的功能。

4. 从核心传输力量到弹力带，保持手臂的中立位。

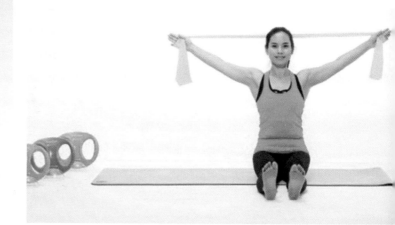

肩膀活动度受限的人，需简化动作，只做半程的练习。

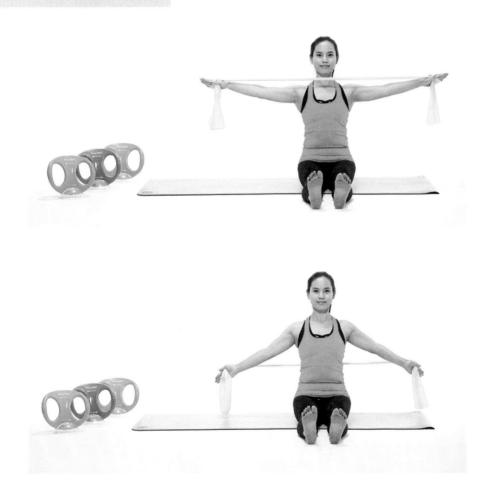

强化臂力是产后妈妈必备的康复力量训练。

3. 弹力带手臂外展

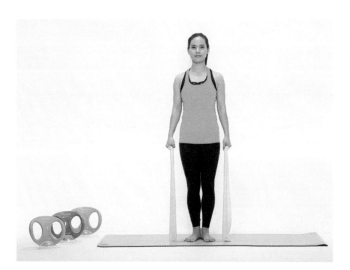

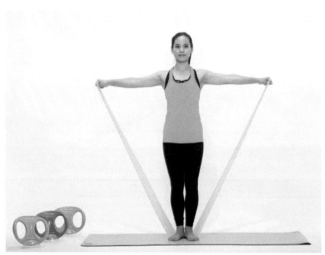

产后初期训练

动作名称： 弹力带手臂外展

身体位置： 普拉提站姿

使用工具： 弹力带

完成方式：

1. 站姿，双手握紧弹力带。

2. 吸气，预备。

3. 呼气，手臂侧平举。

4. 重复。

重点提示

1. 需始终保持站立的中立位完成动作。

2. 通过弹力带，将接触地面的足部与双手的力量连接起来。

3. 在向外打开手臂侧平举的过程中，需要不断延长手臂。

4. 手臂的运动轨迹需要非常明确；开始时垂直地面，结束时平行地面。

5. 整个练习过程中，将骨盆底肌为主导的核心力量不断传送连接到身体远端（双手、双脚、头顶）。

有控制的身体运动，增加身体肌肉记忆和大脑的记忆能力。

4. 弹力带站立弯举

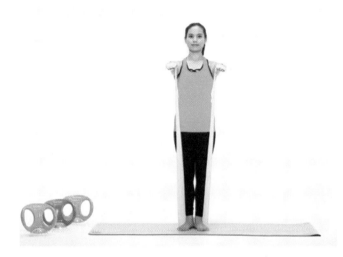

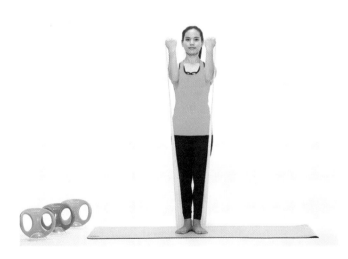

动作禁忌与注意事项

避免耸肩和肋骨外翻。

产后初期训练

动作名称：弹力带站立弯举

身体位置：普拉提站姿

使用工具：弹力带

完成方式：

1. 站立，双手握紧弹力带前平举。

2. 呼气时，屈曲肘关节到90度。

3. 吸气，伸直手臂。

4. 重复完成。

重点提示

1. 保持站立的身体中立位。

2. 配合呼吸完成动作时，精准屈肘90度。

3. 骨盆底肌主导的核心传导中，连接手臂肱二头肌的力量。

4. 向心的力和离心的力结合控制，快速改善手臂关节不适的问题；

5. 整个练习过程中，将骨盆底肌为主导的核心力量不断传送连接到身体远端（双手、双脚、头顶）。

站立的手臂强化训练，可以很好地加强人体步态行走时的手臂助力。

5.弹力带站立肩上推举

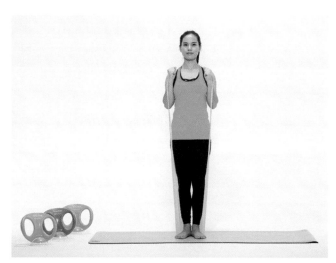

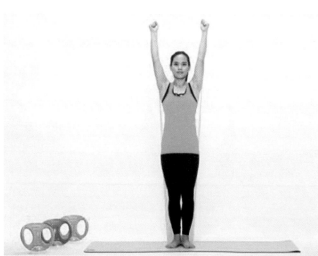

身体的控制延长概念，贯彻在整个普拉提训练中。

动作禁忌与注意事项

避免耸肩和肋骨外翻。

产后初期训练

动作名称：弹力带站立肩上推举

身体位置：普拉提站姿

使用工具：弹力带

完成方式：

1. 普拉提站姿，双手在肩的前方。

2. 呼气时，向头的方向伸直手臂。

3. 吸气，还原。

4. 重复完成。

重点提示

1. 站立，身体中立位。

2. 通过呼吸的配合完成动作。

3. 上举的手臂，需要尽力推向上方。

4. 整个练习过程中，将骨盆底肌为主导的核心力量不断传送连接到身体远端（双手、双脚、头顶）。

5. 双手与脚下的地面做想象连接。

6. 双臂推向上方的过程中，不断连接身体，从脚掌到头顶、从脚掌到双手，不断控制延长身体，完成动作的重复。

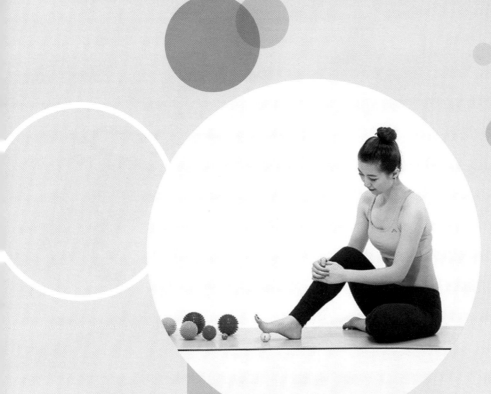

第 3 章

实战 2——产后二期修复
（产后 4 ~ 6 个月）

解除紧张和疼痛

激活深层肌群和浅层肌群

重建身体的健康排列

强健体质，雕塑形体

重要提示

① 遵守训练注意事项和禁忌
② 遵守训练中的运动原则
③ 训练的精准控制与执行

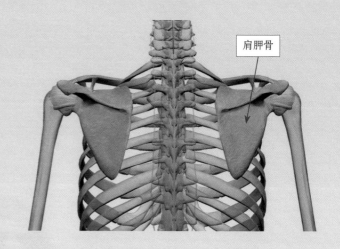

肩胛骨

注意事项：

· 这是无任何产后感染或其他疾病的健康产后妈妈的普拉提运动康复训练（以医生诊断和运动前健康评估为依据，如有其他疾病症状或异常情况请务必先咨询您的妇产科医生和专业孕产妇普拉提教练）。

· 完成产后健康评估方可开始练习。

· 训练目标指导

解除紧张和疼痛；

激活深层肌群和浅层肌群；

重建身体健康排列；

增强体质，雕塑体形。

第1节　解除紧张和疼痛

1. 足底肌筋膜放松训练

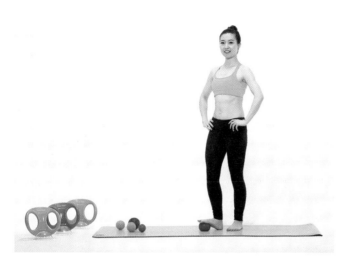

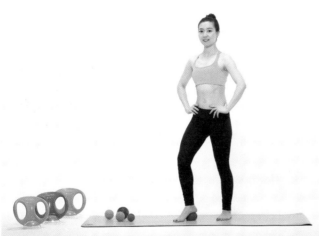

身体一切的紧张，可从足部的筋膜开始放松。

动作禁忌与注意事项

初期只做两成的足部放松，避免过度放松后的足部力量控制失衡。

产后二期训练

动作名称：足底肌筋膜放松
身体位置：站立
使用工具：足底按摩球
完成方式：

1. 站立，一脚的前脚掌、足弓、足跟依次踩在弹力球上，寻找疼痛点并从周边开始适度按揉足底部。

2. 换脚完成。

3. 避免过度按摩，总按摩时间不超过6分钟。

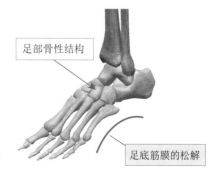

足部骨性结构

足底筋膜的松解

2. 球放松

产后二期训练

动作名称： 球放松

身体位置： 地面坐姿

使用工具： 小球

完成方式：

1. 用双手指将五个脚趾逐个的摆动扭转。

2. 换脚完成。

3. 可使用按摩球，舒展释放足底筋膜。

重点提示

1. 把每个脚趾都扭动到。

2. 把每个脚趾关节都活动打开。

3. 把整个足部关节处都松动打开。

4. 每次足部的筋膜放松，控制做到紧张度的 20% 左右，避免过度放松。

5. 找到特别痛的痛点时，从痛点的周边围绕着做放松；避免过度刺激痛点。

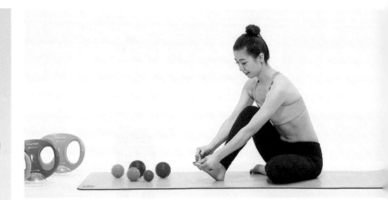

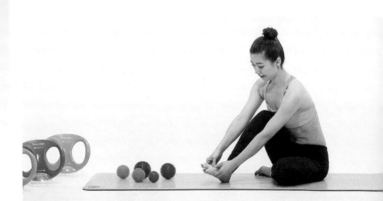

动作禁忌与注意事项

脚趾或脚踝有外伤或炎症，则避免练习。

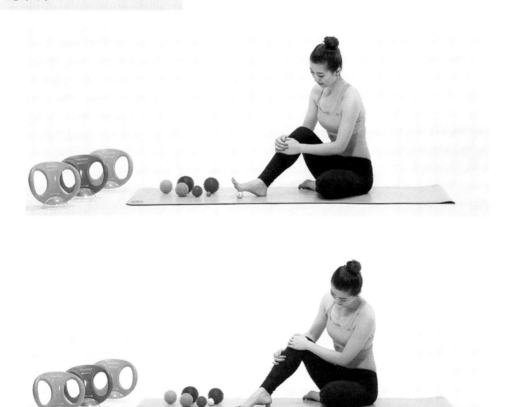

安全、科学的筋膜放松可使整个普拉提训练效果事半功倍。

第 2 节　重建身体健康排列

1. 站姿方向盘

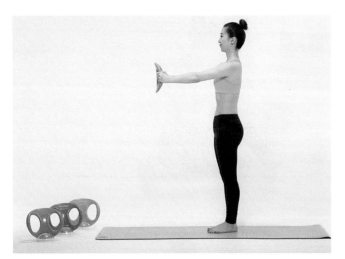

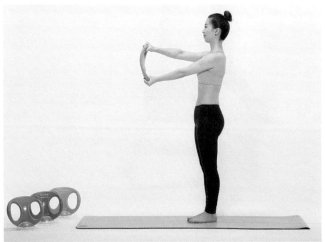

站立中立位的手臂负重训练，可以帮助人体建立良好的站立 / 步态模式。

动作禁忌与注意事项

手臂关节有伤避免练习。

产后二期训练

动作名称： 站姿方向盘

身体位置： 站立

使用工具： 慧铃

完成方式：

1. 站立，吸气延伸脊柱和手臂。

2. 呼气，转动慧铃至双臂垂直对齐，再反方向旋转。

重点提示

1. 保持正确的站立中立位。

2. 在手臂运动过程中，整个身体需要垂直向上通过头顶延伸拉长。

3. 将核心的力量送到手臂和手指，用力握紧工具完成动作。

4. 在转动手臂过程中，两肩均需要保持稳定（避免耸肩）。

5. 两侧同样次数完成。

2. 站立卷下 / 卷上

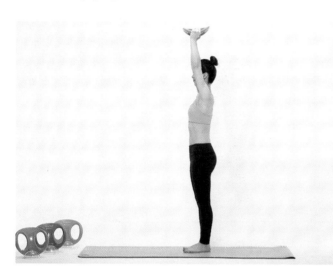

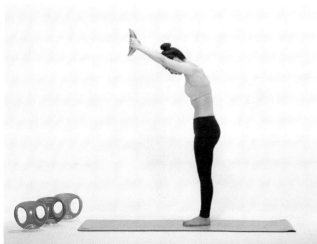

站立卷下和卷上是一个非常经典的普拉提姿态评估动作，也是脊柱功能康复训练。

动作禁忌与注意事项

椎间盘突出和骨质疏松症避免练习。

产后二期训练

动作名称： 站立卷下 / 卷上

身体位置： 站姿

使用工具： 慧铃

完成方式：

1. 慧铃高举过头顶。

2. 吸气时，力量从双脚顺着身体延伸至手臂。

3. 呼气时，边拉长身体边卷曲向前向下。

4. 呼气，再返回站立。

重点提示

1. 预备时，手臂举过头顶的过程中将骨盆底肌与腹直肌的连接控制住，无肋骨外翻的现象，保持下肢和骨盆的中立位与核心控制的连接。

2. 短吸气紧接着长呼气的方式呼吸。

3. 先完成所有脊柱弯曲，再接上髋关节弯曲。

4. 还原时，先完成髋伸展使骨盆回到中立位之后，顺着脊柱延伸至头顶。

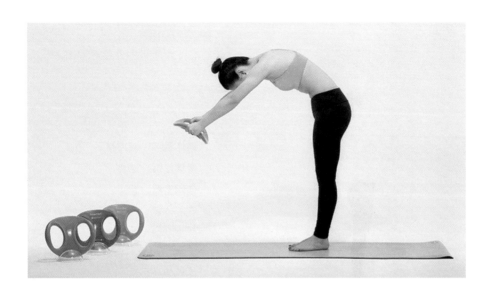

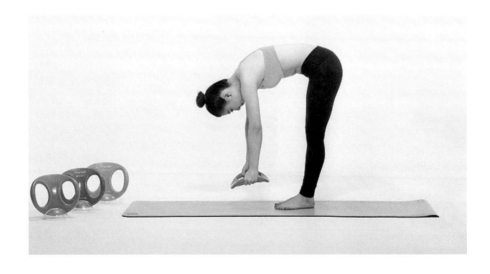

3. 坐姿腹斜肌激活练习

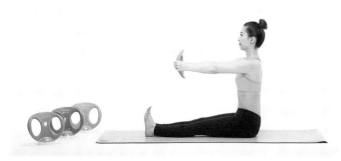

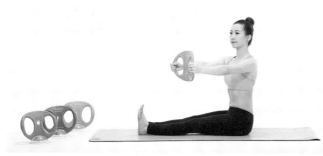

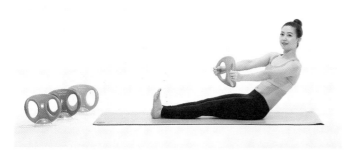

产后二期训练

动作名称： 坐姿腹斜肌激活练习

身体位置： 普拉提坐姿

使用工具： 慧铃

完成方式：

1. 吸气，下肢与骨盆中立位，同时延伸脊柱、手臂前平举。

2. 呼气，扭转胸椎到一侧（45度），同时逐节使脊柱向后卷下直到 C 形脊柱。

3. 按原路返回；重复。

重点提示

1. 始终保持坐姿中立位。

2. 在延伸脊柱的前提下，保持扭转胸椎与下卷脊柱。

3. 整个过程中，保持核心力量的控制并增加。

4. 两侧的运动轨迹需相同。

腹斜肌的健康与平衡控制，决定了一个人步态形态的控制。

4. 坐姿腿伸展

产后二期训练

动作名称： 坐姿腿伸展

身体位置： 坐姿 / 仰卧

使用工具： 弹力带

完成方式：

1. 坐姿屈膝，吸气，吸入背部。

2. 呼气，单腿伸展。

重点提示

1. 开始位置上，务必完成身体所有的中立位。

2. 运动过程中，只移动下肢。

3. 在移动脚的过程中，需要在中立位上控制移动。

4. 每次屈曲和伸展关节时，均需连接核心的力并延伸。

5. 握住弹力带的手固定住，保持稳定。

变化：仰卧练习。

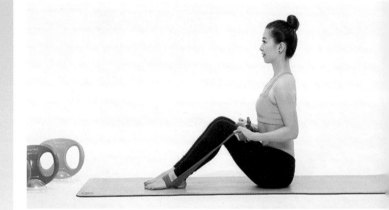

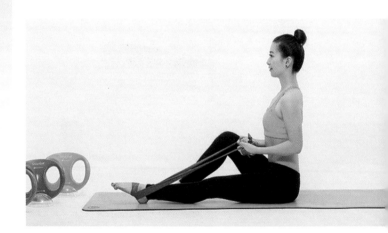

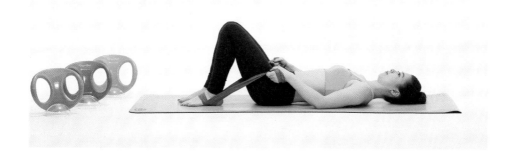

仰卧练习

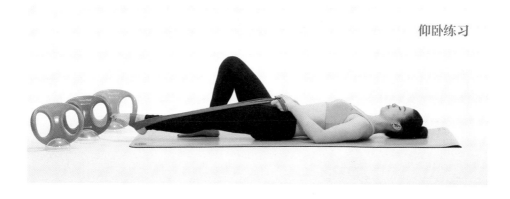

下肢关节正确排列的训练，在产后修复中需要大量练习。

5. 髋屈伸

动作禁忌与注意事项

髋部或臀部受伤、膝关节有伤应避免练习。

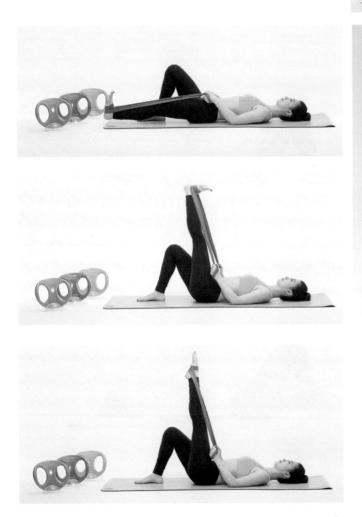

产后二期训练

动作名称： 髋屈伸

身体位置： 普拉提仰卧位

使用工具： 弹力带

完成方式：

1. 吸气，吸入脚后跟并延伸。

2. 呼气，屈髋至髋关节活动范围内；重复。

重点提示

1. 每次屈髋时，需要延长下肢。

2. 骨盆和躯干均需保持稳定。

3. 拉动弹力带的手需保持稳定不移动。

4. 弹力带可以选择偏重的重量。

5. 从慢速动作过渡到流畅加快。

6. 支撑的另一条腿，可屈膝或完全伸直。

加强髋关节周围肌群的控制力是改善弹响髋的有效训练方法。

6. 激活髋关节（臀肌）

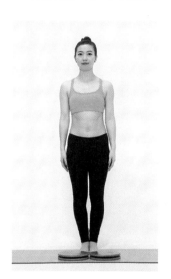

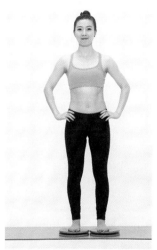

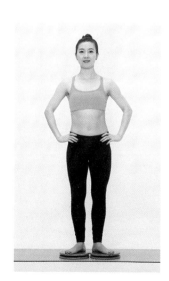

产后二期训练

动作名称： 激活髋关节（臀肌）

身体位置： 站立

使用工具： 普拉提转盘2个

完成方式：

1. 站立，通过呼吸延伸并激活身体。

2. 两脚分别站到两个转盘正中间，呼气时双腿同时做髋外旋和髋内旋。

重点提示

1. 上转盘之前，在地面上充分激活身体，找到所有中立位和控制中立位。

2. 站上转盘后，先保持双脚中立位，进一步建立更加牢固的中立位核心控制。

3. 切记：使双腿同时做髋外旋（双腿同时向外转动），再同时髋内旋还原。

4. 可以通过首次训练，做自我测试（两侧髋外旋功能）。

在产后需要多做髋外旋功能练习。在专业教练指导下学会正确的髋外旋方法再自我练习。

7. 激活平衡感知与旋转

动作禁忌与注意事项

有高血压病、眩晕症不做此练习。

产后二期训练

动作名称： 激活平衡感知与旋转

身体位置： 站立

使用工具： 普拉提转盘 2 个

完成方式：

1. 双脚分别站在两个平衡转盘上。

2. 保持住平衡并开始旋转，两侧同等次数。

重点提示

1. 平衡感弱的人，可先站在地面上练习胸椎扭转，然后再站在转盘上练习。

2. 在转盘上转动时，需要启动和持续使用所有的核心力量。

3. 头颈部始终在中立位上。

4. 避免过度摆动手臂。

5. 内收肌始终收紧控制。

6. 脊柱保持向上延伸。

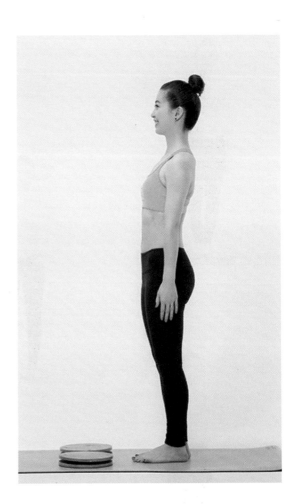

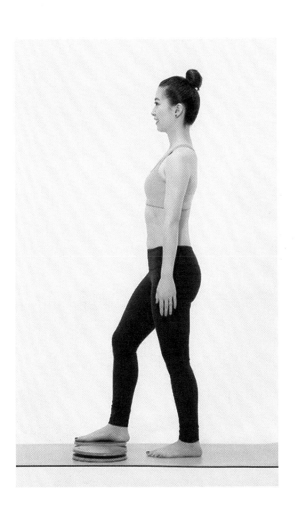

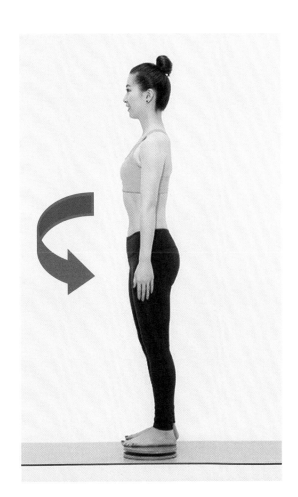

不稳定平面上的平衡控制训练，在所有普拉提训练中都占有重要的地位。

8. 普拉提转盘蹲式

动作禁忌与注意事项

腰背痛、髋部受伤、骶髂关节有伤不做练习。

产后二期训练

动作名称： 普拉提转盘蹲式

身体位置： 蹲式

使用工具： 普拉提转盘 1 个

完成方式：

1. 吸气下蹲。

2. 呼气保持控制平衡。

3. 保持蹲式，双臂双手掌心相对前平举。

4. 保持蹲式，双臂双手掌心朝下前平举。

5. 随着呼气用力握拳。

6. 侧平举。

重点提示

1. 站在转盘上的下蹲练习，是属于中高级别难度的训练。

2. 下蹲需采用髋主导的下蹲模式。

3. 控制重心，控制核心。

4. 结合手臂的变式动作递进练习。

5. 将核心控制力从支撑的脚掌连接到手指尖。

6. 使用慧铃的其他变化练习。

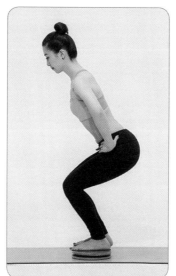

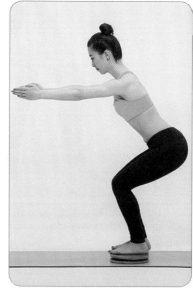

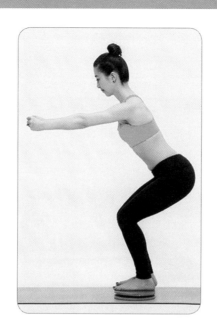

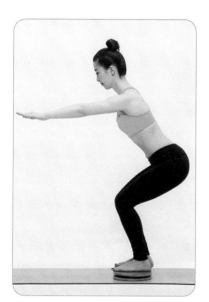

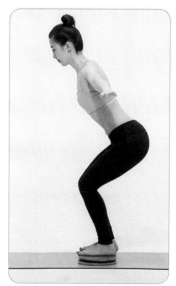

站立下蹲应有意识地使髋关节屈曲并带着膝关节
弯曲，保护下肢关节。

转盘蹲式训练的变化

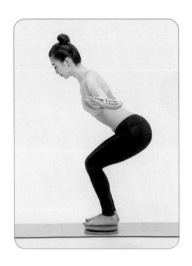

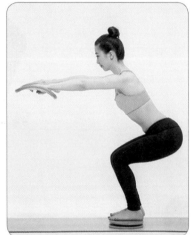

不同方向、不同身体关节面的
训练，使大脑的神经控制变得
更加精准。

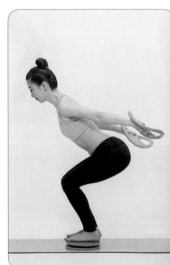

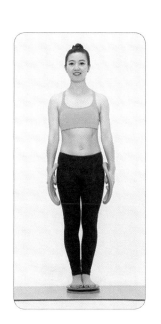

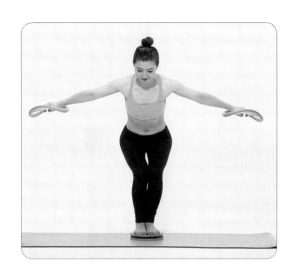

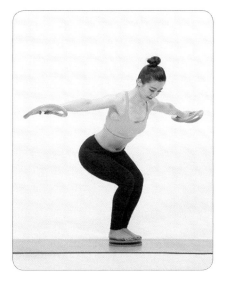

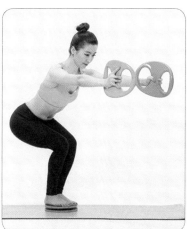

9. 手臂激活与强化

产后二期训练

动作名称： 手臂激活与强化

身体位置： 站在转盘上

使用工具： 慧铃2个、转盘1个

完成方式：

1. 手持慧铃，掌心向内，保持呼吸，延长脊柱。

2. 保持身体平衡控制和中立位，掌心朝下，前平举。

3. 接上，掌心朝下双臂上下交替；掌心朝内，手臂交替。

4. 加大幅度。

重点提示

1. 对手腕有不适的人群，这是非常好的一种缓解及强化手臂力量的训练方法。

2. 保持身体中立位，特别是手臂的中立位。

3. 进行过程中，两侧手臂同步发力。

4. 想象你的手臂被拉长了，通过核心控制来完成动作。

5. 在动作变化达到要求时，可以尝试增加动作幅度。

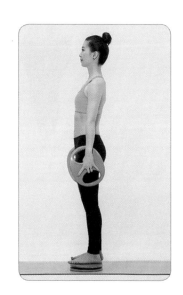

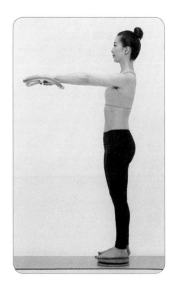

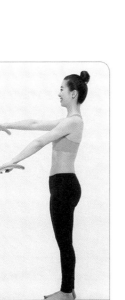

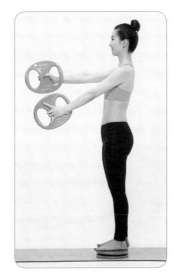

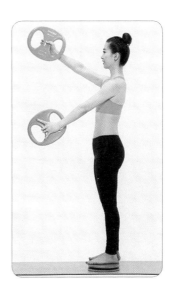

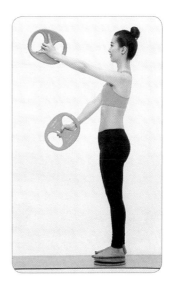

手持慧铃的普拉提训练，能很快帮助
人体找到手臂、手肘、手腕的中立位，
是改善手腕综合征的最佳帮手。

10. 坐姿脊柱侧屈

动作禁忌与注意事项

椎间盘突出、脊柱侧弯人群避免练习。

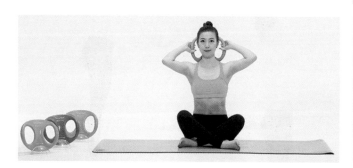

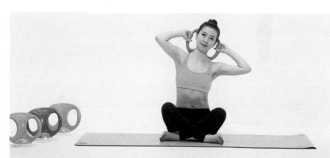

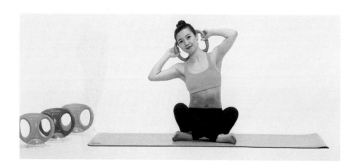

保持背部管状面的中立，并完成脊柱侧屈。

产后二期训练

动作名称：坐姿脊柱侧屈

身体位置：盘腿坐姿

使用工具：慧铃1枚

完成方式：

1. 坐姿，双手握住慧铃抵在枕骨处。

2. 呼气时，延伸脊柱。

3. 第二次吸气时，边延伸脊柱边向一侧侧屈脊柱，呼气时返回。

4. 反向。

重点提示

1. 预备时，将持慧铃的双手与接触地面的骨盆底做力的连接。

2. 边延长脊柱，边向一侧侧屈；还原后完成另外一侧。

3. 可以加上脊柱旋转的训练。

4. 在整个过程中，骨盆需要保持中立位。

5. 在脊柱侧屈阶段，视线一直向前。

6. 如脊柱转动，视线跟着脊柱一起旋转。

11. 坐姿方向盘

动作禁忌与注意事项

椎间盘突出、脊柱侧弯人群避免练习。避免手臂超伸。

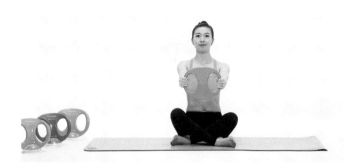

产后二期训练

动作名称：坐姿方向盘

身体位置：坐姿

使用工具：慧铃1个

完成方式：

1. 坐姿；双臂握慧铃前平举。

2. 呼气时转动慧铃；反方向。

重点提示

1. 手臂务必伸直并保持中立位。

2. 在转动手臂的过程中，手臂继续保持伸直并保持中立位（很重要）。

3. 运动过程中，脊柱不断向上延伸。

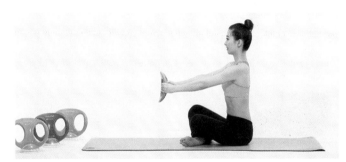

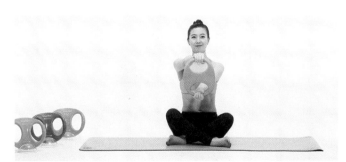

结合肩内旋和肩外旋的方向盘动作训练，培养人体良好的手臂力量和排列，帮助改善手腕的问题。

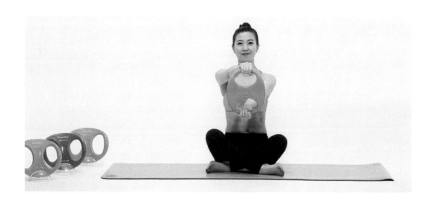

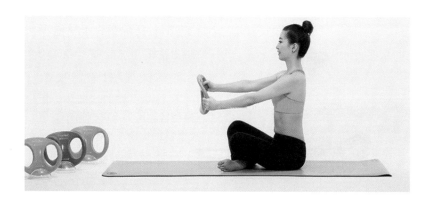

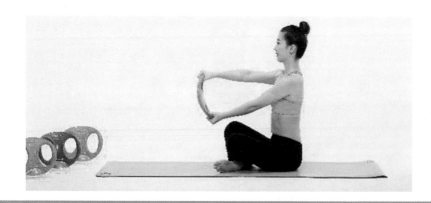

第3节　增强体质，雕塑体形

1. 跪姿踝关节屈伸 / 抬腿

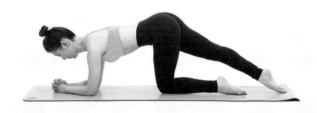

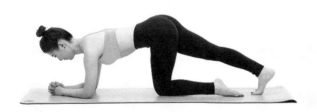

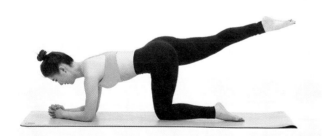

四足位训练，帮助人体掌握身体前后系统平衡力量的控制。

动作禁忌与注意事项

腰背痛或肩膀有问题，简化动作或避免练习。

产后二期训练

动作名称： 跪姿踝关节屈伸 / 抬腿

身体位置： 肘撑跪姿

使用工具： 垫子

完成方式：

1. 吸气时，延伸一侧腿；呼气时脚踝屈伸。

2. 抬起腿，在脊柱延长线平面上向后延伸。

3. 保持腿的延伸，配合呼吸完成踝伸展。

重点提示

1. 开始位俯卧，寻找正确的肘撑跪姿的中立位。

2. 保持跪姿中立位完成动作。

3. 在屈曲和伸展脚踝时，保持下肢的高度和中立位。

4. 单腿抬起和下放时，保持骨盆稳定和支撑腿的稳定。

5. 避免耸肩和塌腰。

6. 整个练习过程中，将骨盆底肌为主导的核心力量不断传送连接到身体远端的双前臂、双脚、头顶。

2. 肘撑平板

动作禁忌与注意事项

腰背痛或肩膀有问题，简化动作或避免练习。

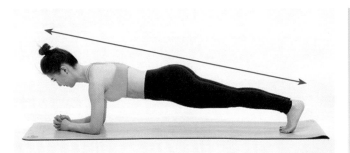

产后二期训练

动作名称： 肘撑平板

身体位置： 肘撑位

使用工具： 垫子

完成方式：

1. 肘撑跪姿开始。

2. 呼气时，伸展双腿延伸向后，用前脚掌支撑。

3. 变化：用脚背支撑。

重点提示

1. 每一组保持同样时长完成 5 ~ 10 组。

2. 每次静态控制保持过程中，身体持续保持完美的中立位，如出现中立位破坏应立刻停止动作练习，休息调整后再重新开始。

3. 从每一组 5 秒开始，慢慢加长控制保持的时间。

4. 避免通过屈髋来替代腹横肌工作。

5. 避免耸肩驼背。

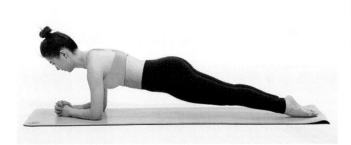

平板支撑是非常优秀的抗自身体重的普拉提训练。

3. 坐姿脊柱扭转

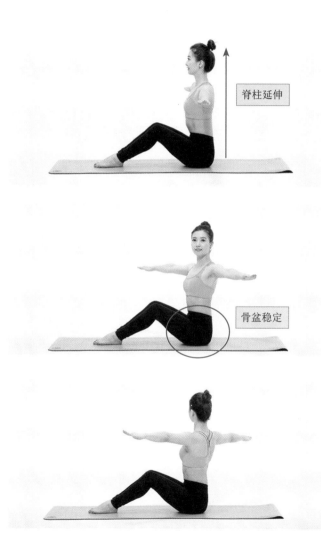

脊柱延伸

骨盆稳定

产后二期训练

动作名称： 坐姿脊柱扭转

身体位置： 坐姿

使用工具： 垫子

完成方式：

1. 坐姿，手臂延伸至侧平举。

2. 吸气时，扭转胸椎；呼气还原身体。

3. 换方向；重复。

重点提示

1. 在动作开始前，务必做到坐姿的中立位并让骨盆底肌持续工作。

2. 屈膝坐姿，保持骨盆和脊柱中立位。

3. 当脊柱扭转时，保持骨盆的中立位和稳定。

4. 胸椎的扭转带动颈椎和头部及视线转动。

5. 身体前侧和后侧肌肉同时工作，才能使动作做到位。

这是极佳的，产后妈妈加强骨盆底的训练方法。

4. 俯卧背伸展

产后二期训练

动作名称： 俯卧背伸展

身体位置： 普拉提俯卧位

使用工具： 垫子

完成方式：

1. 吸气，延伸身体后方。

2. 呼气，收紧核心。

3. 吸气抬起单腿并延伸延长，呼气保持。

4. 吸气单臂向前延伸并延长，配合对侧的腿同步完成抬起和下放。

5. 交替重复。

重点提示

1. 在俯卧位的中立位，开始动作。

2. 单腿抬起时，保持骨盆和脊柱的中立位。

3. 对侧手臂和腿同时抬起时，需要延长整个身体。

4. 如核心不够稳定，则呼气抬起身体。

5. 在整个训练过程中，需要延长脊柱、下肢。

6. 想象身体不断地被上下拉长。

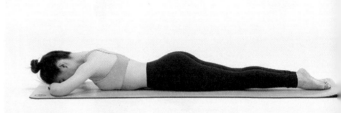

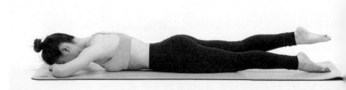

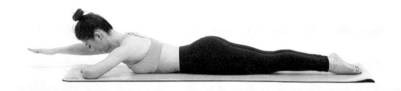

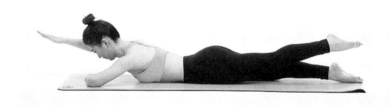

俯卧的背肌训练，帮助我们的身体变得更加挺拔优雅。

5. 球上肩桥

动作禁忌与注意事项

椎间盘突出、骨质疏松症人群避免练习。

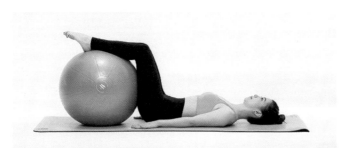

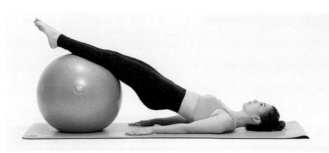

简化动作

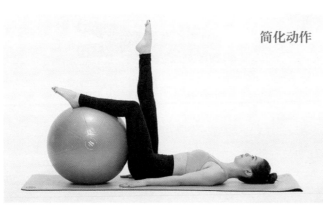

产后二期训练

动作名称： 球上肩桥

身体位置： 普拉提仰卧位

使用工具： 瑞士球 1 个

完成方式：

1. 仰卧位，将瑞士球放在双小腿下方。

2. 呼气时，骨盆带着脊柱向上抬起。

3. 接上，保持呼吸 5 次。

4. 接上，慢慢卷下脊柱和骨盆。

5. 单腿伸展和呼吸。

重点提示

1. 在完成肩桥的过程中，保持肩带的稳定和球的稳定。

2. 卷动脊柱时，需保持脊柱正面呈一条线笔直向上。

3. 在简化动作中，保持下肢的正确中立位完成。

4. 整个练习过程中，将骨盆底肌为主导的核心力量不断传送连接到身体远端的双臂、双脚、头顶。

肩带稳定性的训练需要通过更多简化的呼吸与肩带周围肌肉孤立训练来加强。

6. 夹滚轴练习

动作禁忌与注意事项

腰椎不适可以垫小毛巾在腰椎下方做支撑，椎间盘突出者避免练习。

产后二期训练

动作名称： 夹滚轴练习

身体位置： 普拉提仰卧位

使用工具： 滚轴

完成方式：

1. 用双小腿内侧夹住滚轴，抬到桌面位。

2. 吸气，双臂成门框臂。

3. 呼气，使用腹肌拉动上半身卷到胸部抬起的位置。

4. 跟随 2 ~ 5 拍的呼吸，有节奏地拍打 10 组。

重点提示

1. 开始位置，先启动核心再结合内收肌（大腿内侧）的力量夹住滚轴。

2. 把骨盆和下肢的力量连接到手臂。

3. 在拍打手臂过程中，上半身保持稳定。

4. 每次上身抬起时，先收下巴，犹如夹住一个橘子靠近胸骨并保持距离，完成动作。

5. 在整个过程中，骨盆需要保持轻微后倾的中立位并使核心持续工作。

6. 手臂的拍打动作产生于肩关节的屈曲和伸展，整个手臂始终保持伸直，通过肩关节完成上下拍打的动作。

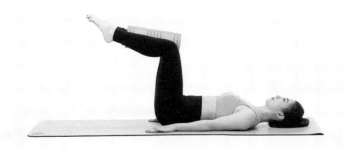

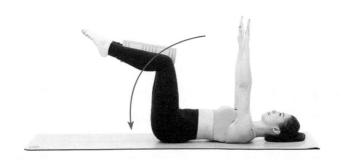

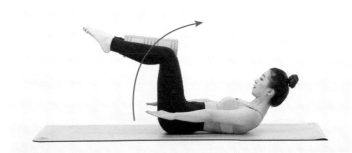

持续使用核心肌群与内收肌的训练，大大增进了站立时的姿态与步态模式。

7. 夹滚轴胸部抬起加旋转

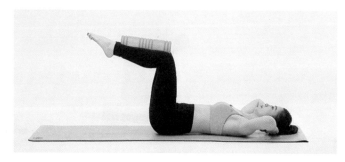

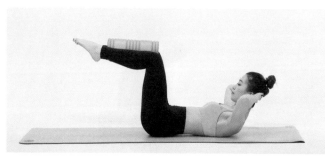

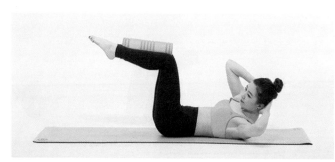

胸部抬起并扭转，主要目标就是强化人体腹内外斜肌的力量和平衡。

产后二期训练

动作名称： 夹滚轴胸部抬起加旋转

身体位置： 普拉提仰卧位

使用工具： 短滚轴

完成方式：

1. 用双小腿内侧夹住滚轴，抬到桌面位。

2. 双手打开环抱枕骨下方并与头部后侧轻微对抗，形成手臂能量环。

3. 吸气，延伸脊柱并保持对抗力继续延伸脊柱。

4. 呼气抬起胸部，抬到肩胛下角位置。

5. 吸气，胸椎转向一侧，呼气还原。

6. 反侧，重复。

重点提示

1. 这是一个以胸部抬起动作为基础的胸椎扭转训练。

2. 训练的目的是锻炼骨盆稳定性和腹内外斜肌的平衡控制力。

3. 脊柱扭转时，骨盆保持稳定。

4. 扭转时通过吸气完成，再呼气还原。

8. 夹小球双腿朝天

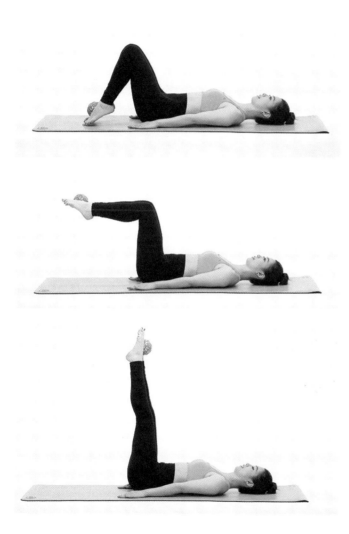

力的连接来自大脑精准的控制与专注。

产后二期训练

动作名称： 夹小球双腿朝天

身体位置： 普拉提仰卧位

使用工具： 小弹力球（10～15厘米直径）

完成方式：

1. 仰卧，用脚内侧夹住小球并抬起脚后跟。

2. 呼气，将双腿抬到桌面位。

3. 吸气等待，呼气时往天花板伸展双膝，脚尖朝上，吸气时回到桌面位，重复。

重点提示

1. 开始位置，双脚的内侧平均发力夹住小球（核心的力量传输到脚的内侧）。

2. 腿在桌面位保持中立位。

3. 屈膝和伸膝过程，需要持续使核心肌群发力。

4. 在每次伸展膝关节的同时，保持核心与脚尖之间力的连接，使主动肌持续正常工作。

5. 避免骨盆前后摆动。

9. 斜板支撑

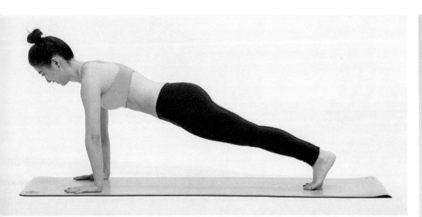

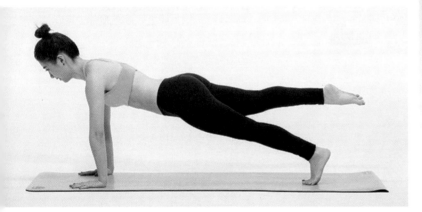

产后二期训练

动作名称：斜板支撑

身体位置：双臂支撑

使用工具：垫子

完成方式：

1. 从普拉提四足位开始。

2. 呼气时，双腿依次向后延伸出去。

3. 绷脚抬腿，向上抬腿两次下放一次，换脚重复。

重点提示

1. 在完成手支撑训练之前，务必完成手臂关节排列与用力模式的评估，再根据个体情况安排训练，切勿盲目跟随练习。

2. 在支撑过程中，保持身体中立位。

3. 单腿抬起时，身体保证稳定和中立位。

4. 交替抬腿时，身体保持持续的稳定性。

支撑力的普拉提训练，可帮助产后妈妈远离手腕痛。

10. 后置支撑

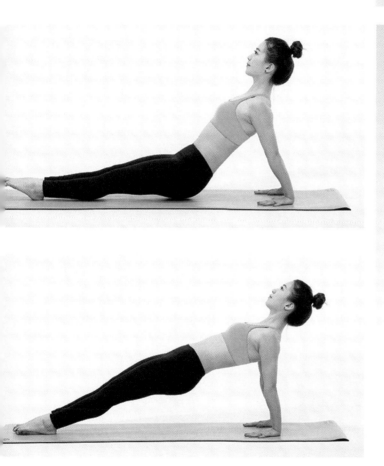

动作禁忌与注意事项

手臂或肩膀受伤者，避免练习。

产后二期训练

动作名称： 后置支撑

身体位置： 坐姿

使用工具： 垫子

完成方式：

1. 坐姿预备，双臂向后延伸，手指朝前或向侧支撑，与双肩同宽。

2. 呼气，抬起臀部。

3. 吸气，还原到地面开始位置。

重点提示

1. 手腕出现不适，可以小幅度放宽支撑地面手的位置。

2. 可以单腿屈膝支撑完成简化的练习。

3. 在支撑位保持的时间，在个人核心控制力与手臂支撑力的极限范围之内完成。

4. 在支撑时，保证力的连接和叠加（通过呼吸完成）。

在后置支撑训练静态保持的过程中，通过专注力配合呼吸，不断延长中轴中立位是最重要的控制。

11. 滚轴肌筋膜放松

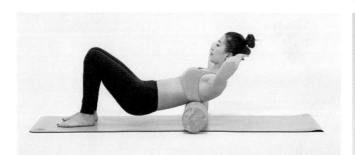

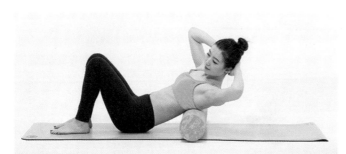

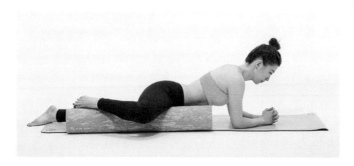

动作禁忌与注意事项

皮肤敏感、有外伤、高血压病、骨质疏松症避免练习。

产后二期训练

动作名称： 滚轴肌筋膜放松
身体位置： 背肌和内收肌放松伸展
使用工具： 长滚轴
完成方式：

1. 将背部放在滚轴上方，缓慢上下移动身体，按摩整个背部。

2. 臀部在地面上稳定，扭转胸椎来按摩肩带下方。

3. 俯卧姿势；将一侧腿内收肌部位放在滚轴上方，向外推动滚轴按摩内收肌，换边。

重点提示

1. 可通过两种方式完成肌筋膜放松，一是快速滚动（表层肌筋膜），二是缓慢滚动（深层肌筋膜）。

2. 用滚轴放松时，支撑在地面的身体部位需保持稳定。

3. 身体两边，同样时长完成练习。

滚轴是很棒的释放身体紧张的训练工具，在背部肌肉放松中，按照脊柱中线笔直地上下滚动是重点。

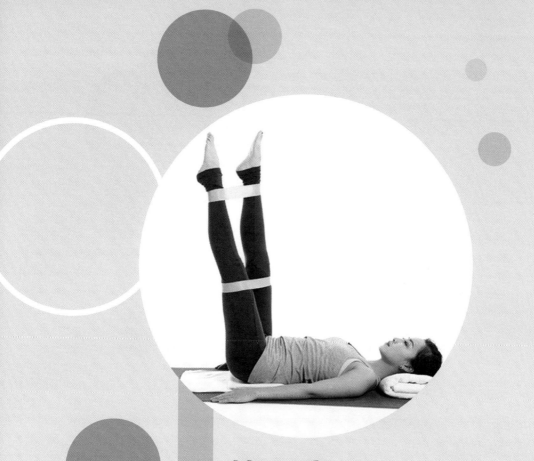

第4章

实战3——产后三期修复
（产后7~9个月）

强化骨盆底肌、预防尿失禁

核心激活与持续使用

关节功能恢复及强化

加强身体健康排列

重要提示

① 遵守训练注意事项和禁忌
② 遵守训练中的运动原则
③ 训练的精准控制与执行

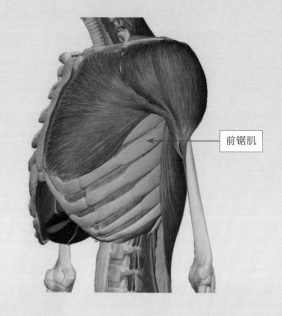

前锯肌

注意事项：

- 这是无任何产后感染或其他疾病的健康产后妈妈的普拉提运动康复训练（以医生诊断和运动前健康评估为依据，如有其他疾病症状或异常情况请务必先咨询您的妇产科医生和专业孕产妇普拉提教练）。
- 完成产后健康评估方可开始练习。
- 训练目标指导

  强化骨盆底肌，预防改善尿失禁；

  核心激活与持续使用；

  关节功能的恢复及强化；

  加强身体健康排列。

第1节　强化骨盆底肌，预防尿失禁训练

1. 弹力带胸部抬起

产后三期训练

动作名称：弹力带胸部抬起

身体位置：普拉提仰卧位

使用工具：垫子 + 弹力带（大重量）

完成方式：

1. 仰卧，首先把弹力带摆放在腰部，再把浴巾放在弹力带上面。仰卧，双手握住交叉的弹力带的一端，肩外旋，固定肘关节位置完成。

2. 吸气预备，呼气抬起上身。

3. 重复练习。

重点提示

1. 开始位置，需保持身体中立位，激活启动骨盆底肌并安全持续使用。

2. 呼气，从头顶延伸脊柱的同时，向上抬起上身，直到肩胛下角支撑为止。

3. 吸气还原时，轻微松开手中的弹力带，呼气完成时，再用力拉动弹力带，肩外旋。

动作禁忌与注意事项

如有严重腹直肌分离或耻骨分离症，务必在专业孕产妇普拉提教练指导下进行。

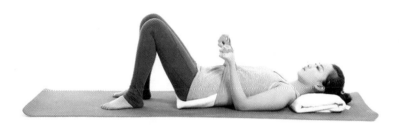

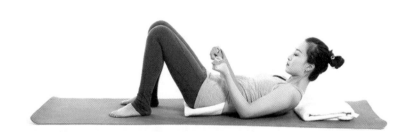

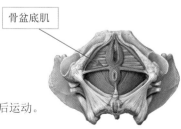

骨盆底肌

骨盆底肌的激活与强化，贯穿整个产后运动。

2. 加强盆底桥式

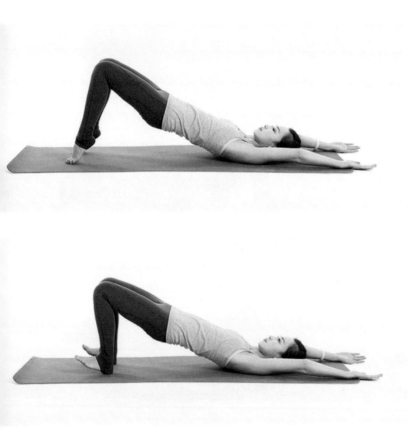

在静态保持中，正确的导入并加强骨盆底肌的呼吸效果，有助于提升骨盆底肌的有效力量。

产后三期训练

动作名称：加强盆底桥式

身体位置：普拉提

使用工具：垫子

完成方式：

1. 开始位置：先保持仰卧位的身体中立位，手臂举过头顶，同时抬起臀部完成桥式，并抬起脚跟，用前脚掌和肩胛骨做桥的支撑。

2. 专注呼吸至盆底会阴处，吸气时吸入胸廓后侧，呼气时收紧骨盆底肌。

重点提示

1. 如出现手臂发麻、肩关节紧张、腿部抽筋等不适症状，则简化动作到基本桥式完成。

2. 在呼吸过程中，支撑的前脚掌或脚跟保持正确的排列。

3. 背部肌群持续发力支撑臀部的位置。

4. 保持下巴与胸骨之间的距离，像夹个小橘子一样。

5. 保持颈椎正常曲度完成动作。

6. 每组 5 ~ 8 次普拉提胸式呼吸，完成 5 组为一次训练。

3. 支撑滚动

产后三期训练

动作名称：支撑滚动

身体位置：坐姿

使用工具：垫子

完成方式：

1. 坐姿，双腿弯曲并拢，双手掌在臀部两侧，整个手掌贴地。

2. 吸气准备，核心发力脊柱成C形。

3. 呼气向后滚动整个身体，用整个手臂支撑地板。

4. 吸气等待。

5. 呼气，滚动整个身体返回。

重点提示

1. 关键在于保持开始位置和控制整个身体的力量连接。

2. 预备，开始位置，完成位置，做动态重复。

3. 在整个滚动过程中，保持脊柱、髋关节、膝关节的角度不变，用内外核心力量去控制。

4. 视线固定在膝盖前方。

5. 身体滚动时以不超越肩胛上缘为准（保护颈椎和头部）。

6. 在滚动到顶点时，背侧力量加倍增加，保持身体角度。

7. 整个过程，以骨盆底肌为主导完成。

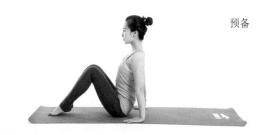

预备

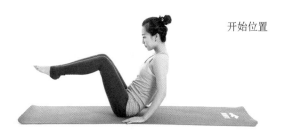

开始位置

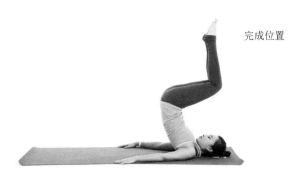

完成位置

身体滚动训练，可以强化身体动态的控制力和本体感。

4.普拉提小球平板支撑

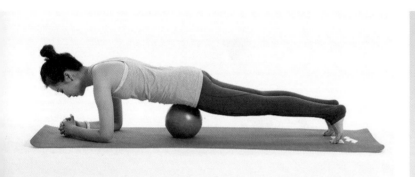

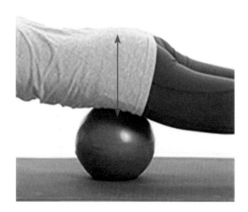

在这个训练中，小球要吹满且适合个人的骨盆与地面之间的距离。

产后三期训练

动作名称： 普拉提小球平板支撑

身体位置： 俯卧支撑位

使用工具： 垫子 + 小球（吹满）

完成方式：

1. 屈曲肘关节用前臂支撑在垫子上，小球放在耻骨下方，伸直膝关节，用双脚前脚掌支撑。

2. 躯干、头颈部、下肢均保持在中立位。

3. 使用叠加式呼吸。

4. 每组完成 10 ～ 30 秒为基础训练，每次 5 组练习以上。

重点提示

1. 保持过程中，以叠加式呼吸（短吸长呼）方式帮助骨盆底肌和核心肌群完美协调工作。

2. 脚跟到头顶中立位线条拉长。

3. 保持支撑中，使前锯肌持续工作。

4. 在能够保持核心控制的前提下，可以完成细微小幅度的骨盆垂直上下，关注骨盆底肌的精准发力控制，以骨盆底肌为主导完成动作。

5. 侧卧提起

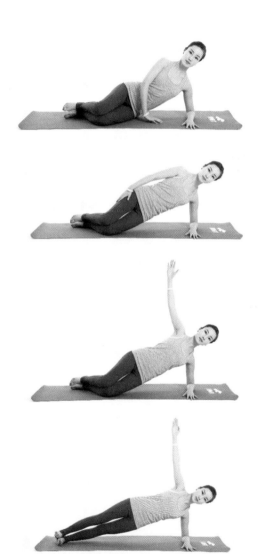

产后三期训练

动作名称： 侧卧提起

身体位置： 侧卧

使用工具： 垫子

完成方式：

1. 开始位置：屈膝，脚跟对准骶骨；用前臂和同侧臀部支撑。

2. 吸气预备；呼气抬起臀部从肘关节到膝盖成一线。

3. 腹侧和背侧同步工作发力。

4. 动态重复完成 5 ~ 8 次，每侧练习 3 ~ 5 组。

重点提示

1. 从简单到加强难度，循序渐进练习。

2. 可增加不同侧手臂或下肢、髋关节的活动训练。

3. 侧面支撑时，需要从骨盆底肌传送核心力量到身体的支撑部位。

4. 动态的控制力达到一定强度后，可以完成静态的保持训练。需要更多骨盆底肌和核心控制力的支持。

身体的核心与远端的连接练习是重要的增强本体感的训练。

6. 靠墙桥式

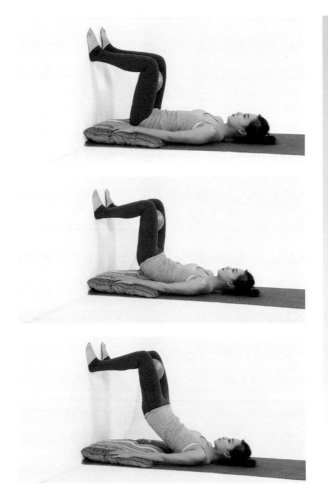

靠墙桥式卷动的训练，可以很好地强化骨盆底肌并加强深层核心与外核心的连接。

产后三期训练

动作名称： 靠墙桥式

身体位置： 靠墙仰卧双脚踩墙

使用工具： 垫子 + 靠垫 + 小球

完成方式：

1. 开始位置：靠墙仰卧，臀部下方垫上舒适的靠垫，大腿内侧夹住小球，双脚踩住墙面。

2. 吸气预备，身体处于正确中立位。

3. 呼气时，使用骨盆底肌缓慢卷起，骨盆和脊柱朝向天花板方向。

4. 吸气等待。

5. 呼气，有控制地还原并重复。

重点提示

1. 在整个过程中，保持身体中立位。

2. 通过对骨盆底肌有意识地控制，有节奏地完成动作。

3. 膝关节的弯曲角度保持大于 90 度。

4. 完成时，脊柱卷动到肩胛骨下角为止（或更低的部位）。

5. 内收肌和骨盆底肌以及核心肌群共同协作工作。

6. 当动作熟练时，可以尝试闭眼完成，更多专注于普拉提桥式过程中的骨盆底肌的发挥与控制。

第2节　核心激活与持续使用

1. 足背屈伸肘撑髋屈伸

产后三期训练

动作名称： 足背屈伸肘撑髋屈伸

身体位置： 俯卧肘撑位

使用工具： 垫子 + 毛巾

完成方式：

1. 开始位置为肘撑位，左腿膝盖支撑，右腿向后伸展，右脚前脚掌着地支撑。

2. 吸气时，激活盆底肌和核心肌群。

3. 呼气时，右腿伸髋的同时绷直脚背。

4. 再吸气时，保持髋伸展，只做脚踝关节的屈和伸。

5. 进阶动作为：边伸髋边绷直脚踝，边屈髋边弯曲脚踝。

6. 重复，两侧同样次数完成。

重点提示

1. 完成动作时，始终保持身体中立位，特别是骨盆的中立位。

2. 从慢速度逐渐加快节奏完成动作。

3. 可借助弹力带完成同样动作。

4. 前锯肌持续发力工作，保证让胸骨在正确中立位上。

5. 颈后肌群发力跟脊柱成中立位连接。

6. 保持头部的位置，确保没有过度抬起或低头的情况。

7. 意识重点放在骨盆底肌的发力控制。

动作禁忌与注意事项

手臂受伤或膝关节有伤应简化练习或避免练习。

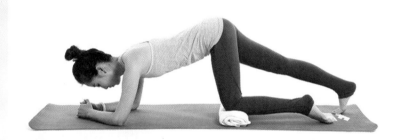

支撑位的训练可以很好地加强前锯肌的控制力。

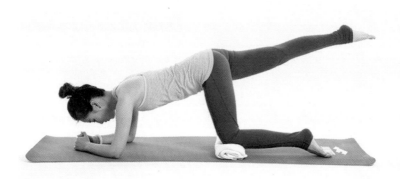

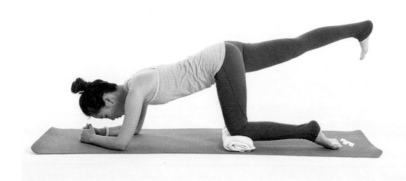

2. 后支撑位提臀

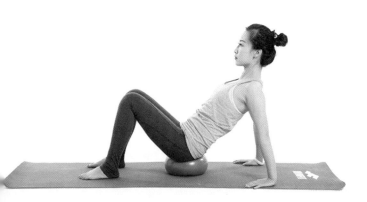

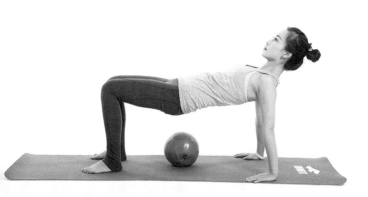

髋伸肌群和骨盆底肌的结合训练，可以很好地保护并加强骨盆的稳定。

产后三期训练

动作名称：后支撑位提臀

身体位置：坐姿

使用工具：垫子 + 小球

完成方式：

1. 开始位置为双手双脚支撑在垂直中立位。

2. 臀部尾骨部位刚好在小球上方。重心向上，身体重量不压在小球上。

3. 吸气，专注骨盆底肌。

4. 呼气时，向上抬起臀部。

5. 动态重复练习，一组 8 ~ 12 次，练习 5 组以上。

重点提示

1. 开始练习时，臀部不完全离开小球，小幅度练习。

2. 臀部和背部力量足够可以支撑控制时，再使臀部完全抬起离开小球。

3. 当臀部完全离开小球向上时，手臂和小腿需以垂直于地面的角度支撑。

4. 整个过程，以骨盆底肌为主导完成练习。

3. 瑞士球上卷

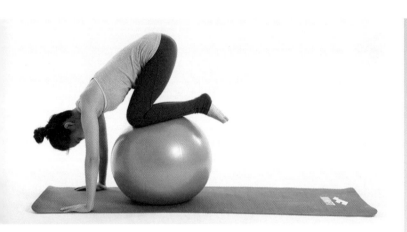

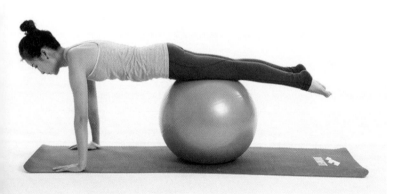

不稳定支撑面上的训练，可以迅速提升核心控制力和本体感。

产后三期训练

动作名称： 瑞士球上卷

身体位置： 俯卧

使用工具： 垫子 + 瑞士球

完成方式：

1. 开始位置为跪在球的上方，手臂绕过球带着身体向前移动，直到双手臂垂直支撑在地面，大腿前侧刚好在球的正上方。

2. 吸气时，保持身体的所有中立位。

3. 呼气时，启用骨盆底肌，同时完成屈髋屈膝，向前笔直的移动球。

4. 吸气等待，呼气再向后移动，重复练习。

重点提示

1. 手臂始终保持中立位的支撑，双腿在中立位。

2. 球一直在垫子的正中线上移动。

3. 始终使用骨盆底肌来控制整个运动过程。

4. 可以从容地控制球的移动轨迹时，从慢的节奏慢慢加快速度练习。

5. 严格控制身体重心不偏离，手臂支撑的中立位。

6. 挑战难度时，可以并拢双腿练习。

4. 仰卧踩球单腿抬起

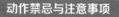

动作禁忌与注意事项

骶髂关节紊乱或耻骨疼痛避免练习。

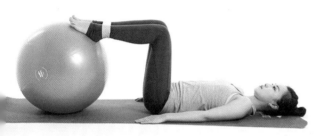

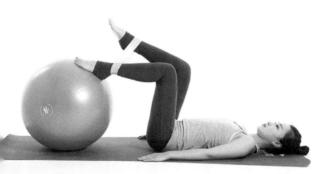

核心到远端的连接力需要通过呼吸和意念完成。

产后三期训练

动作名称： 仰卧踩球单腿抬起

身体位置： 仰卧，腿抬至桌面位

使用工具： 垫子 + 瑞士球 + 弹力带

完成方式：

1. 开始位置为仰卧，用弹力带绑住小腿，双脚掌踩在球上，双腿抬至桌面位。

2. 吸气时，骨盆底肌启动发力，双脚踩住球稳定身体。

3. 呼气时，单脚从球上抬起，每侧每组重复完成 8 次以上。

重点提示

1. 在完成动作时，持续运用呼吸控制核心的发力。

2. 在动作中，保持肩带和骨盆带的绝对稳定。

3. 在动作中，保持头颈部的中立位，下巴与胸骨之间保持一个小橘子的距离。

4. 在动作中，球的位置保持不移动。

5. 在一侧脚抬起时，将骨盆底肌、内收肌（大腿内侧）、小腿内侧、腿外侧肌群同时发力，通过呼吸做这些部位的连接，想象从骨盆到脚尖全部一起发力。

6. 双手掌和整个手臂支撑在地面上，辅助稳定身体。

5. 仰卧球上夹球桥式

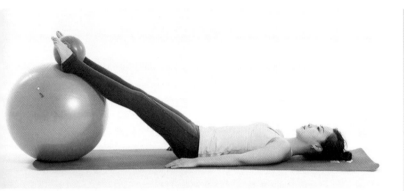

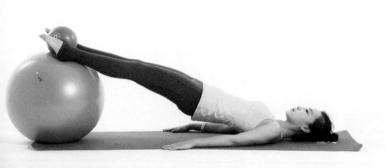

在球上肩桥中，双脚和肩带做力量连接。

产后三期训练

动作名称： 仰卧球上夹球桥式

身体位置： 仰卧位

使用工具： 垫子 + 瑞士球 + 小球

完成方式：

1. 开始位置为仰卧，伸直双腿放在大球上方，并在双脚内侧夹住小球。

2. 吸气时，双腿延伸至脚尖用力夹住小球，双臂支撑在地面。

3. 呼气时，抬起臀部完成肩桥。

4. 在肩桥高度保持 5 个叠加式呼吸，持续收缩骨盆底肌和臀部肌群，每次呼气加强骨盆底肌的收缩，重复 5 ~ 10 次。

重点提示

1. 在保持过程中，使大球保持稳定。

2. 始终用力夹住小球完成动作。

3. 头颈部和肩带，要保持稳定。

4. 在肩桥重复呼吸训练中，不断加强背部的力量：背肌、臀肌、腿后侧肌群。

5. 在大球上的脚跟用力垂直向下压住大球完成动作。

6. 在保持过程中，不断加深对骨盆底肌的控制，连接身体远端的双手和双脚。

第 3 节　关节功能的恢复及强化

1. 侧卧踢腿

产后三期训练

动作名称： 侧卧踢腿

身体位置： 侧卧中立位

使用工具： 垫子

完成方式：

1. 开始位置为侧卧，保持中立位。

2. 吸气时，控制身体平衡稳定，连续吸气两次，同时勾脚屈髋踢腿两次。

3. 呼气时，绷脚做髋伸展。

4. 重复，反侧，一组完成 8 ~ 12 次，练习 3 ~ 5 组。

重点提示

1. 保持侧卧位的身体中立位。

2. 动作中，肩带和骨盆始终保持稳定。

3. 上侧的腿保持在中立位完成髋屈曲和髋伸展。

4. 上方的手臂和手，稳稳地支撑在地面上，手指朝向头顶方向，并使前臂垂直于地面发力，稳定肩带。

5. 下方支撑的脚，用第 4、5 脚趾支撑并固定在地面上，稳定骨盆。

6. 想象上面的腿下方有张桌子，体会用腿的内侧擦桌子的感觉，在同样平面高度上完成髋关节的活动。

动作禁忌与注意事项

髋关节或骶髂关节、受伤，简化练习或避免练习。

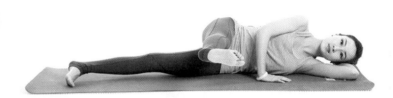

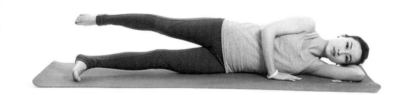

侧卧的髋关节功能训练，可以轻松加强关节周围肌群力量。

2. 俯卧抬腿

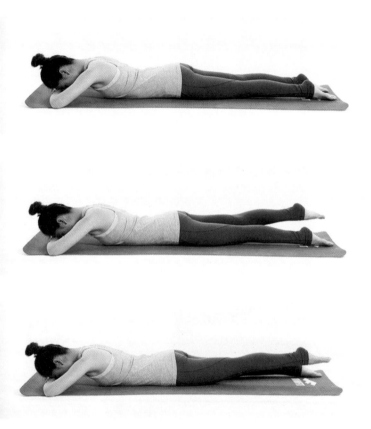

将髋伸展的力量送到脚尖，不断地向外延伸。

腰背痛、肩颈痛避免练习，症状消失可正常练习。

产后三期训练

动作名称： 俯卧抬腿

身体位置： 双手掌叠放额头下俯卧

使用工具： 垫子

完成方式：

1. 开始位置为俯卧，双手叠放在额头下方。

2. 躯干、骨盆、下肢均在中立位。

3. 吸气，收紧并启动核心肌群。

4. 呼气，将一侧腿保持膝盖伸直完成髋伸展（整个腿抬起离开地面，骨盆保持稳定在地面）。

5. 吸气还原，呼气重复。

6. 换腿完成。

重点提示

1. 双肩远离耳朵，保持肩颈部中立位。

2. 胸廓外展，脊柱保持中立位。

3. 开始动作前，先收紧核心。

4. 每次抬腿前，腿部肌群延伸至脚尖。

5. 抬腿时，在保证核心肌肉持续发力的前提下再做髋伸展，并让大腿前侧离开地面。

6. 下放腿时，保证骨盆稳定。

7. 变化：双腿交替做髋伸展，加快速度交替。

3. 仰卧弹力环双腿开合 / 交叉

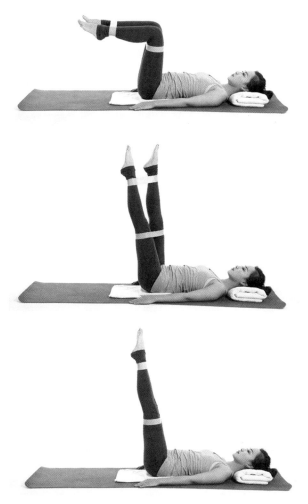

调用双腿所有肌肉的训练，有效地帮助人体改善体态和腿形。

动作禁忌与注意事项

髋关节、膝关节、踝关节有伤等
要避免练习。

产后三期训练

动作名称： 仰卧弹力环双腿开合 / 交叉

身体位置： 仰卧，腿括至桌面位

使用工具： 垫子、弹力环、浴巾

完成方式：

1. 开始位置时，用两个不同阻力的弹力环套在双腿膝盖上部（髌骨以上）和小腿下部（跟腱部位）。

2. 吸气时，启用核心肌群，使身体进入预备动作状态。

3. 呼气时，保持在桌面腿的开始位置，重复做叠加式呼吸。

4. 变化 1——伸直双腿朝向天花板方向，前后交叉。

5. 变化 2——伸直双腿朝向天花板方向，开合双腿。

6. 注意需要控制和慢速进行。

重点提示

1. 保持在桌面腿重复做叠加式呼吸时，需注意保持身体稳定，处于中立位。

2. 双腿伸直后，注意骨盆和躯干的稳定性，并精准控制双腿的移动，如遇到无法控制停止练习，要退回到简化训练中。

3. 在动作进行中，保持头颈部的稳定，保持下巴与胸骨之间的距离。

4.站立脊柱卷下卷上

动作禁忌与注意事项
椎间盘突出或脊柱炎症状避免练习。

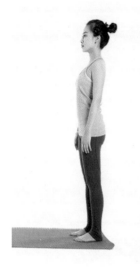

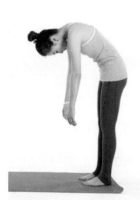

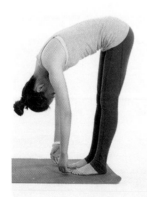

站立脊柱卷下卷上是有丰富意义的训练方法，既可以作为动态脊柱评估，也可以作为极好的脊柱训练动作。

产后三期训练

动作名称： 站立脊柱卷下卷上

身体位置： 普拉提中立位站姿

使用工具： 垫子

完成方式：

1. 开始位置为站立，用胸式呼吸引导身体延伸拉长。

2. 吸气时，更多延伸。

3. 呼气时，从头部开始逐渐下卷脊柱，一直到髋部。

4. 变化1——减慢速度。

5. 变化2——骨盆底肌控制核心的稳定，加快完成脊柱的卷下卷上。

重点提示

1. 站立的脊柱卷下是对脊柱灵活性发展极好的训练，整个练习过程中，保持中轴的延长。

2. 最大程度控制下肢和骨盆的稳定性，使脊柱逐节卷动。

3. 想象整个脊柱是一串珠子，一颗一颗向下滑动。

4. 还原站立时，先使骨盆回到中立位，再让脊柱从腰椎开始逐节还原归位。

5. 如出现眩晕不适，应立刻停止练习。

5.靠墙骨盆关节功能练习

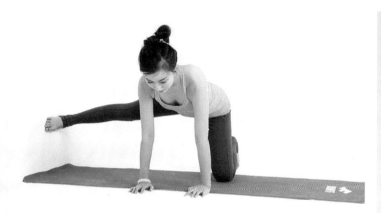

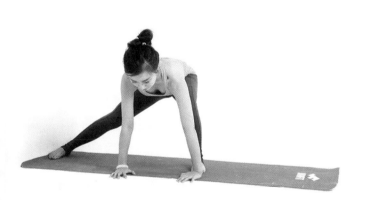

两侧完成同样次数，保证平衡训练。

产后三期训练

动作名称： 靠墙骨盆关节功能
练习

身体位置： 靠墙单腿跪姿

使用工具： 垫子

完成方式：

1. 开始位置时，双手掌与左小
腿支撑跪姿，靠墙的右腿伸直
用脚掌斜 45° 贴靠墙根。

2. 吸气时，身体进入激活核心
与连接远端力量的准备阶段。

3. 呼气时，用力蹬墙保持下肢
关节中立位，使躯干保持稳定。

4. 变化：可以将靠墙的脚抬高
完成动作，这需要良好的力量
控制和髋关节灵活性。

重点提示

1. 保持双手掌的位置，核心持
续发力。

2. 整个身体保持稳定，如出现
关节不适立刻停止练习。

3. 想象下肢关节腔被拉开。

4. 同时观察两侧髋关节。

第4节　加强身体健康排列

1. 夹小球 100 次拍击

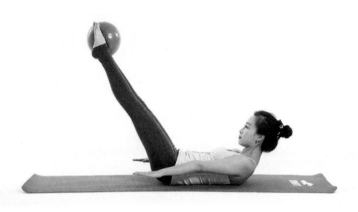

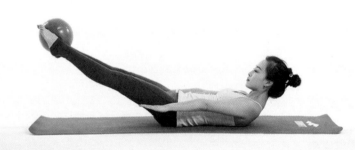

100 次是所有普拉提运动中，最经典的身体排列和激活训练方法。

产后三期训练

动作名称： 夹小球 100 次拍击

身体位置： 普拉提仰卧位

使用工具： 垫子 + 小球

完成方式：

1. 开始位置：仰卧，桌面腿夹住普拉提小球与地面呈 45°角。

2. 吸气时，伸直双腿脚尖朝向天花板，手臂抬起到与髋部同高且平行于地面。

3. 呼气时，双腿伸展下放到与地面成 45°，保持稳定，连续 5 次吸气手臂同时拍击，再连续 5 次呼气手臂同时拍击，重复。

4. 变化：简化呼吸过程，可以借鉴 100 次呼吸简化模式；

5. 挑战难度时，双腿继续下放至更低，可以在控制骨盆和躯干稳定的前提下完成。

重点提示

1. 如出现头晕或其他不适症状，应立刻停止练习或简化练习。

2. 保持上半身的高度，用整个腹肌拉住上半身，整个背部发力支撑完成动作。

2. 俯卧背伸展

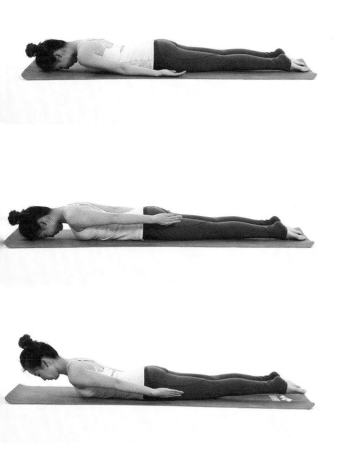

普拉提背伸展的基础简化动作是小天鹅动作。
以胸椎伸展的小幅度训练作为基础练习。

动作禁忌与注意事项

腰背痛、骶尾骨不适，简化或避免练习。

产后三期训练

动作名称：俯卧背伸展

身体位置：俯卧

使用工具：垫子

完成方式：

1. 开始位置为俯卧中立位，两臂在体侧，手掌心朝上，额头触地。

2. 吸气后接着呼气，将核心与远端连接。

3. 再呼气时，将肩膀和手臂同时抬起并与地平行。

4. 变化1——呼气时只抬起肩部；

　变化2——呼气时只抬起双腿；

　变化3——呼气时上半身和手臂、双腿全部抬起；

　变化4——动态与静态保持结合训练。

重点提示

1. 开始动作前，务必先激活核心并使核心肌群持续发力。

2. 每次在保持动作过程中，不断延长脊柱。

3. 想象自己是在水里游泳，不断将头颈部向前延伸。

4. 动作过程中，将手臂和双腿不断往后方延伸。

5. 动作过程中，不断观察胸廓是否处于控制收紧状态。

6. 持续叠加式呼吸。

3. 仰卧髋膝伸展

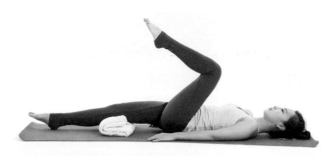

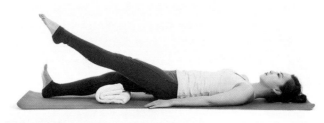

产后三期训练

动作名称： 仰卧髋膝伸展

身体位置： 仰卧位

使用工具： 垫子＋大毛巾

完成方式：

1. 开始位置为仰卧位，大毛巾垫在一侧腿的膝关节下，另一侧腿保持桌面位。

2. 吸气时，身体找到中立位，进入准备阶段。

3. 呼气时，上方腿伸直向下伸展髋关节。

4. 单侧重复8～12次，换边完成。

5. 变化——直腿髋屈伸（小幅度）。

重点提示

1. 每次腿伸展的时候，努力伸展到位。

2. 每次延伸时，想象腿变得更长。

3. 每次伸展时，保证在下肢排列轨迹上运动。

4. 骨盆不够稳定时，将双手指尖用力按在髂前上棘内侧控制核心发力。

5. 在直腿髋屈伸时，控制骨盆带和肩带的稳定性。

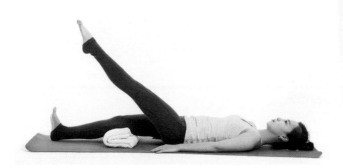

髋膝伸展是在普拉提运动康复中最重要的矫正下肢基础训练。

4. 仰卧远端关节练习

动作禁忌与注意事项

手腕、脚踝受伤应避免练习。

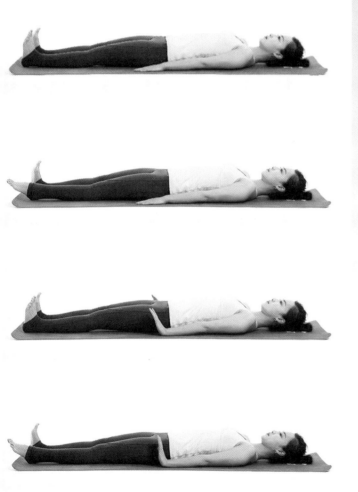

产后三期训练

动作名称： 仰卧远端关节练习

身体位置： 仰卧中立位

使用工具： 垫子

完成方式：

1. 开始位置为仰卧，保持身体所有中立位，两臂在体侧掌心朝下。

2. 吸气时，吸入背部，整个身体延伸。

3. 呼气时，双脚踝同时屈曲。

4. 变化1——脚踝交替屈伸；

　　变化2——只做手腕屈伸；

　　变化3——手腕和脚踝同步屈伸；

　　变化4——对侧的手腕和脚踝屈伸；

　　变化5——从慢速尝试到加快速度控制。

5. 每个动作至少重复完成20 ~ 30次为一组，重复3 ~ 5组。

重点提示

1. 每个动作在专注状态下精准控制完成。

2. 在无法精准控制时，请放慢速度或退到更简单的简化动作完成。

3. 可以跟着不同节奏的音乐完成动作，增加趣味和节奏协调感。

5. 跪姿球上骨盆中立位练习

产后三期训练

动作名称： 跪姿球上骨盆中立位练习

身体位置： 屈膝跪姿

使用工具： 垫子 + 小球

完成方式：

1. 开始位置时，屈膝跪坐在小球正上方。

2. 吸气时，激活核心延伸脊柱。

3. 呼气时，通过核心肌群控制骨盆慢慢向后倾，在后倾位轻吸气，再呼气时还原骨盆并继续向前移动到前倾位。

4. 前后重复，骨盆移动过程都是呼气完成。

5. 变化 1——呼气时骨盆向左侧倾斜，接着呼气向右侧倾斜，重复完成；

   变化 2——保持骨盆中立位，呼气时垂直向上收紧盆底肌，锻炼和强化骨盆底肌；

   变化 3——垂直骨盆钟摆。

重点提示

1. 注意全程，用呼吸来引导和控制。

2. 务必持续使用核心肌群来完成。

3. 完成过程中，脊柱不断延伸延长。

4. 前后左右，需要同样次数练习。

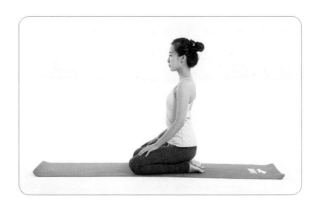

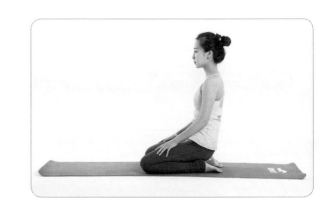

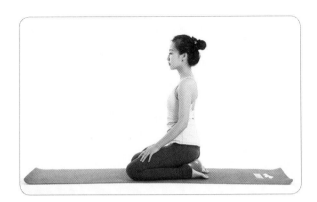

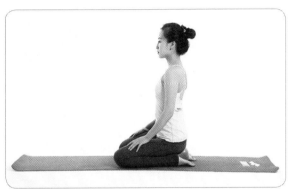

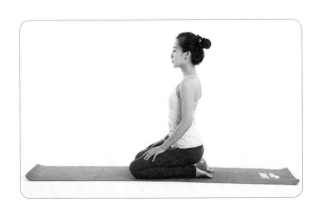

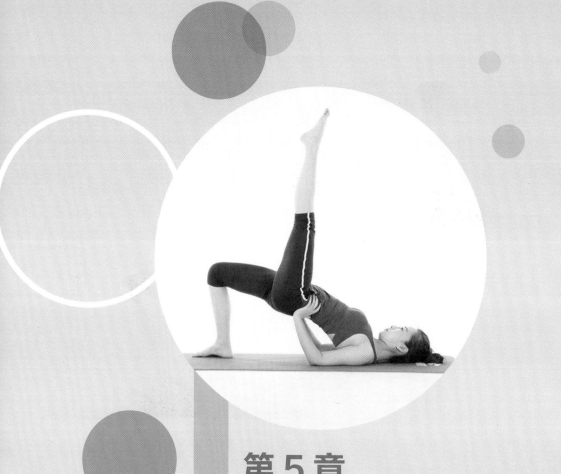

第 5 章

实战 4——产后四期修复
（产后 10 ～ 12 个月）

恢复骨盆正常生理功能

重建完整健康排列

创新健康运动模式

完美塑身塑形

重要提示

① 遵守训练注意事项和禁忌
② 遵守训练中的运动原则
③ 训练的精准控制与执行

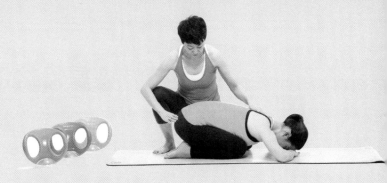

注意事项：

· 这是无任何产后感染或其他疾病的健康产后妈妈的普拉提运动康复训练（以医生诊断和运动前健康评估为依据，如有其他疾病症状或异常情况请务必先咨询您的妇产科医生和专业孕产妇普拉提教练）。

· 完成产后健康评估后开始练习。

· 训练目标指导

恢复骨盆正常生理功能；

重建完整健康排列；

创建新健康运动模式；

完美塑身塑形。

注：此阶段以强化训练为主，巩固所有训练效果。

第 1 节　恢复骨盆正常生理功能

1. 脚踩转盘肩桥动态训练

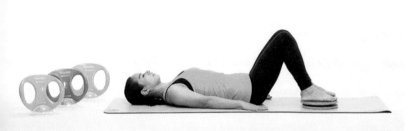

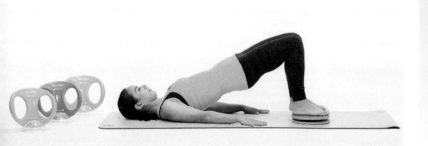

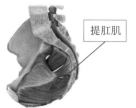

提肛肌

产后四期训练

动作名称： 脚踩转盘肩桥动态训练

身体位置： 仰卧位

使用工具： 垫子 +2 个转盘

完成方式：

1. 开始位置为仰卧，两臂置于体侧，掌心贴垫子，双脚放在转盘上。

2. 吸气，吸入脚下。

3. 呼气时，卷起骨盆向上完成桥式。

4. 不做任何停留，流畅地完成脊柱卷起和下放，重复练习。

重点提示

1. 开始前，充分激活核心肌群。

2. 骨盆向上卷动前，双脚掌垂直向下发力使转盘保持稳定，没有任何旋转。

3. 完成桥式过程中，保持完整的身体排列。

在不稳定支撑面上的普拉提桥式练习，大大增强了骨盆的稳定性和臀部及腘绳肌、背肌的力量控制。

2. 脚踩转盘桥式行军踏步

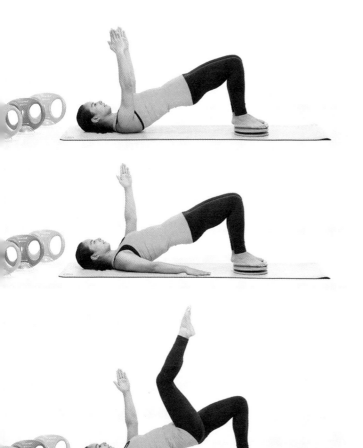

桥式的强化挑战训练，有效地增强了整个背部和臀部的力量控制。

产后四期训练

动作名称： 脚踩转盘桥式行军踏步

身体位置： 仰卧位

使用工具： 垫子 + 转盘

完成方式：

1. 开始位置为仰卧，双脚掌踩住转盘。

2. 吸气时，启动核心。

3. 呼气时，完成桥式。

4. 在桥式位置，双臂上举垂直于地面，先完成手臂 90° 的肩屈伸摆动。

5. 完成单独下肢的行军踏步练习。

6. 再完成手臂与对侧腿同步抬起的步态练习。

7. 每组重复 10 次。

重点提示

1. 双脚在转盘上的桥式，需要强大的背部和臀部力量支撑。

2. 在整个运动中，保持肩带和骨盆带的稳定。

3. 如无法完成对侧手臂和腿的协调练习，就先完成简化动作练习。

4. 地面的基础桥式练习作为该动作的热身训练动作。

3. 四足转盘摆尾练习

产后四期训练

动作名称： 四足转盘摆尾练习

身体位置： 普拉提四足位

使用工具： 转盘 2 个

完成方式：

1. 开始位置为四足位，双手掌放在转盘上。

2. 保持手臂、下肢、骨盆和脊柱的中立位。

3. 右侧小腿随着脚尖抬起向上，延伸脊柱尾骨的延长线。

4. 呼气延伸脊柱，吸气时，右腿髋关节内旋使右脚尖向外，同时脊柱水平侧屈到右侧，眼睛努力看右脚尖的方向。

5. 呼气还原，再吸气完成另外一侧练习。

6. 换边重复完成。

重点提示

1. 首先需要稳定在四足位。

2. 当完成摆尾动作时，需调用更多核心力量与远端连接。

3. 在脊柱侧屈过程中，不断加强核心控制力，保证骨盆中立的稳定性（核心力量不足，呼吸方式可换成呼气完成）。

4. 两侧完成同样次数。

5. 想象脚尖是整个脊柱的延伸，往远处延伸出去。

6. 想象在侧屈脊柱过程中，不断拉长整个脊柱的长度。

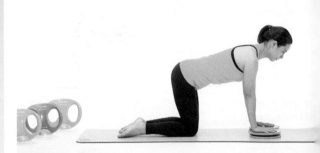

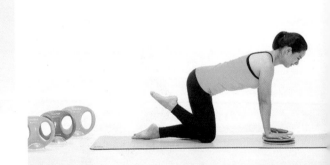

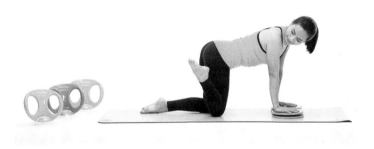

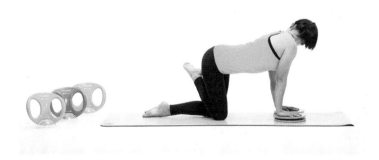

脊柱灵活性练习是最有效的加强训练。

第 2 节　重建完整健康排列

1. 重建关节排列——前臂

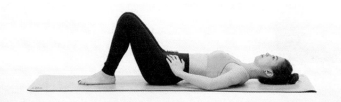

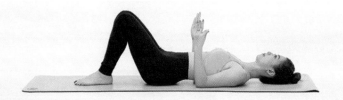

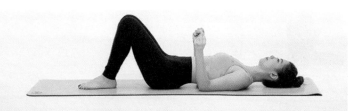

产后四期训练

动作名称：重建关节排列——前臂

身体位置：普拉提仰卧位

使用工具：垫子

完成方式：

1. 开始位置为仰卧，双手放在小腹前侧呼吸。

2. 双臂夹住身体，弯曲肘关节，掌心相对。

3. 吸气伸展手指。

4. 呼气用力握拳，重复20次为1组，练习 3 ～ 5 组。

重点提示

1. 首先通过呼吸激活核心。

2. 在双手握拳和伸展过程中，始终保持核心收紧。

3. 手掌发力与核心力量做连接。

4. 从慢速逐渐过渡到快速握拳练习。

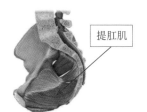

提肛肌

在握拳时，整个手臂上的肌肉都需要发力并与深层的核心肌群做持续地连接。

2. 重建关节排列——手臂

动作禁忌与注意事项

手腕、肘关节、肩部受伤，小心练习；疼痛症状加深则停止练习。

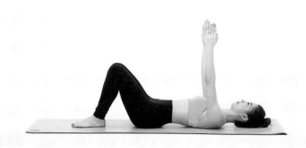

产后四期训练

动作名称： 重建关节排列——手臂

身体位置： 普拉提仰卧位

使用工具： 垫子

完成方式：

1. 开始位置为仰卧屈膝，双臂伸向天花板。

2. 吸气时，伸展手指。

3. 呼气时，用力握拳。

4. 重复。

重点提示

1. 接上一个动作练习。

2. 手臂完全伸直（不过伸）。

3. 双手与核心做力的连接，完成动作。

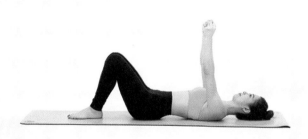

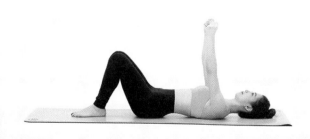

手臂的中立位练习可以改善整个手臂的用力模式。

重建完整健康排列的练习方法

3. 桥的连接——提踵

动作禁忌与注意事项

脚踝受伤小心练习或避免练习。

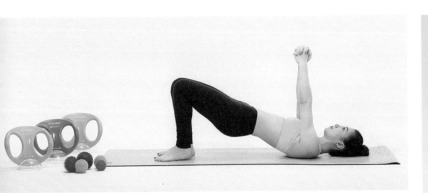

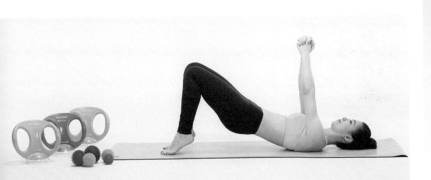

产后四期训练

动作名称： 桥的连接——提踵

身体位置： 普拉提仰卧位

使用工具： 垫子

完成方式：

1. 开始位置为仰卧屈膝，双手握拳高举，手臂朝向天花板。

2. 呼气时，先完成基础桥式。

3. 再吸气，呼气时，保持骨盆的高度，提起双脚脚跟。

4. 保持提踵，配合呼吸，重复完成桥式卷动。

5. 变化——可以停留在提踵状态，做静态的呼吸控制（5～10 次呼吸为一组）。

重点提示

1. 在保持桥式过程中，放更多注意力在整个背部系统的正确发力上。

2. 在进行过程中，双臂保持伸直，双手持续用力握紧。

3. 静态练习中，使用普拉提叠加式呼吸。

桥式强化训练，可以更完美地塑造健康活力的臀形和背部。

4. 筋膜放松——髂胫束

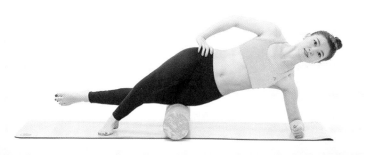

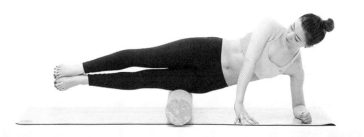

产后四期训练

动作名称： 筋膜放松——髂胫束

身体位置： 侧卧

使用工具： 泡沫轴

完成方式：

1. 开始位置：将一侧的髂胫束（大腿外侧）放在滚轴上方，用同侧手臂的前臂支撑。

2. 上下移动身体重心，按揉舒展全部的髂胫束。

3. 完成另外一侧。

重点提示

1. 将大腿外侧所有部位伸展放松。

2. 只做 5 成的放松。

3. 加强版练习——双腿并拢完成动作。

泡沫轴筋膜放松练习，使身体获得轻松和释放紧张。

5. 筋膜放松——大腿前侧（股四头肌）

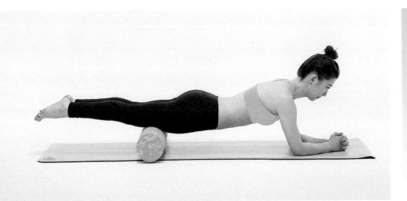

产后四期训练

动作名称： 筋膜放松——大腿前侧（股四头肌）

身体位置： 俯卧

使用工具： 泡沫轴

完成方式：

1. 双腿前侧放在滚轴上方，用双前臂支撑。

2. 前后移动身体重心，按揉和伸展股四头肌所有紧张部位。

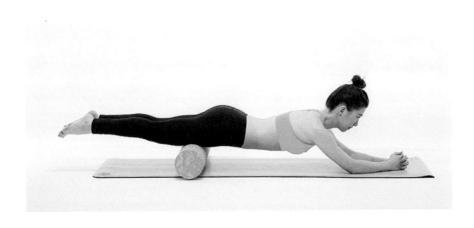

泡沫轴筋膜放松练习，使身体获得轻松和释放紧张。

6. 筋膜放松——胫骨前肌（小腿前侧）

产后四期训练

动作名称： 筋膜放松——胫骨前肌（小腿前侧）

身体位置： 跪姿

使用工具： 泡沫轴

完成方式：

1. 将小腿前侧放在滚轴上方，用双手掌支撑。

2. 收紧核心，将臀部放在脚跟上。

3. 前后来回滚动滚轴，按揉伸展小腿前侧。

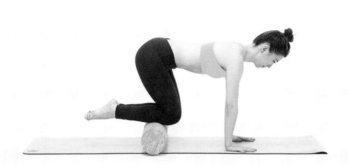

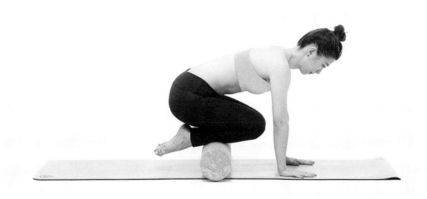

小腿前侧的筋膜放松，可以有效缓解小腿肿胀。

7. 肩胛外缘伸展

产后四期训练

动作名称： 肩胛外缘伸展

身体位置： 侧卧位

使用工具： 泡沫轴

完成方式：

1. 侧卧，将腋窝放在滚轴上方。

2. 匀速在身体冠状面上摇摆上半身，滚动滚轴。

3. 保持骨盆稳定，胸椎扭转，按揉肩甲外缘及腋窝周围。

重点提示

1. 在腋窝和肩胛骨外侧缘周围找到痛点，慢慢在痛点周围滚动。

2. 不在最刺痛的部位做直接滚揉。

3. 可以旋转胸椎进行更大范围按揉。

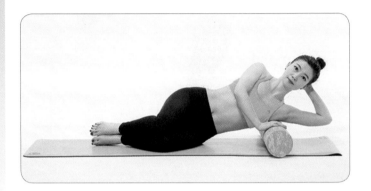

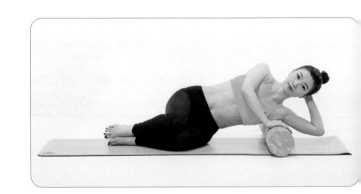

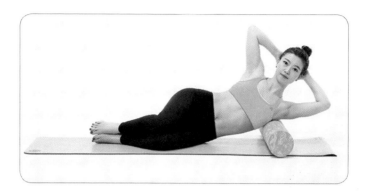

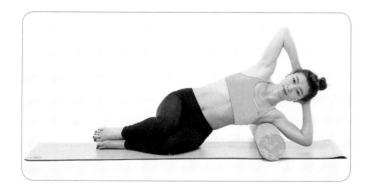

肩胛骨周围肌群的紧张代偿，会限制手臂的活动范围。

8. 背部筋膜放松

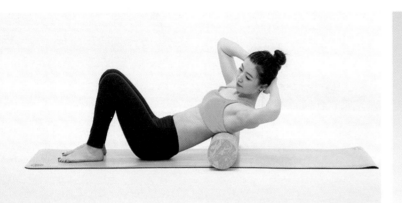

产后四期训练

动作名称： 背部筋膜放松

身体位置： 仰卧位

使用工具： 泡沫轴

完成方式：

1. 将背部肩胛下角位置放在滚轴上方。

2. 呼气时，扭转脊柱。

3. 抬起臀部，上下移动身体重心，按揉背部。

重点提示

核心肌群发力，将上身躯干的重量压在滚轴上完成动作。

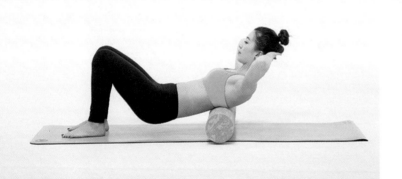

背部筋膜放松，有助于释放整个背部的紧张。

第 3 节　创建新健康运动模式

1. 斜板支撑加单腿抬起

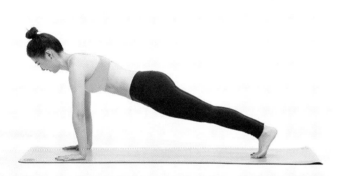

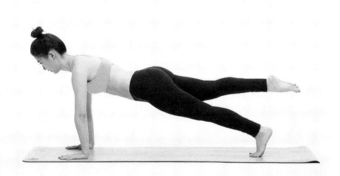

斜板支撑是极好的加强协调性和力量的训练，它大大增加了对骨盆与下肢的连接控制力。

产后四期训练

动作名称： 斜板支撑加单腿抬起

身体位置： 俯卧，双手支撑

使用工具： 垫子

完成方式：

1. 开始位置时，俯卧，先从四足位完成双手支撑。

2. 确保能够保持安全的斜板支撑。

3. 连续两次吸气，一侧腿做髋伸展（向后抬腿），绷直脚尖抬到与臀部同高。

4. 吸气还原。

5. 换边完成，8 ~ 12 次为 1 组，重复练习 3 ~ 5 组。

重点提示

1. 在动作过程中，始终保持手臂支撑的中立位和脊柱骨盆的中立位。

2. 头颈部保持脊柱延长线上的延展。

3. 整个腿部肌肉共同发力工作。

2. 后置支撑

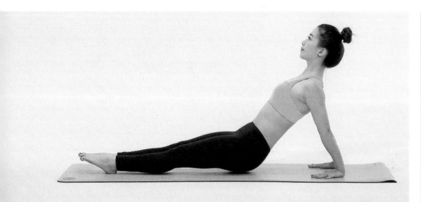

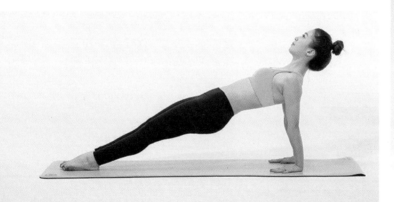

后置支撑是非常好的一个增强背部、力量的训练。

产后四期训练

动作名称：后置支撑

身体位置：坐姿

使用工具：垫子

完成方式：

1. 开始位置：中立位坐姿。

2. 双臂向后，手指向前支撑在身体后侧。

3. 双腿中立位或并拢。

4. 呼气时，抬起臀。

5. 动态或静态保持。

重点提示

1. 抬起臀部前，预先激活核心肌群。

2. 抬起臀部时，调用足够的整个背部、臀部和双腿后侧肌群的协同力量。

3. 下放臀部时，使用更多腹部力量。

4. 静态保持中，连接前后肌群。

5. 始终在收紧骨盆底肌的状态下完成动作。

3. 侧支撑

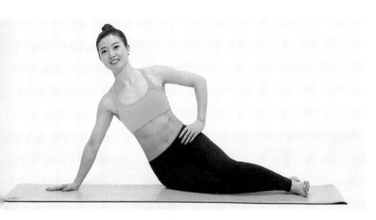

产后四期训练

动作名称： 侧支撑

身体位置： 侧身坐姿

使用工具： 垫子

完成方式：

1. 开始位置：侧身坐姿。

2. 呼气时，抬起臀部。

3. 动态或静态保持；重复练习。

重点提示

1. 一侧手整个手掌需要撑压在地面上。

2. 学会侧方腹部和整个核心肌群同步工作。

3. 将核心的力量连接到支撑的手掌和脚。

4. 每次抬起臀部时，需要延长中轴。

5. 在保持静态动作时，不断加深侧方腹部的力量。

6. 在动态移动中，始终让核心肌群持续发力。

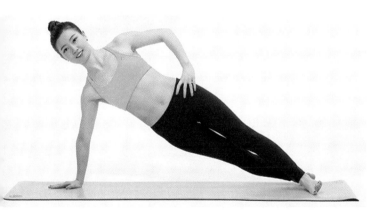

侧支撑练习，大大增强了手臂的力量和侧方系统的控制力。

4. 侧支撑伸展手臂和侧弯

产后四期训练

动作名称： 侧支撑伸展手臂和侧弯

身体位置： 侧支撑

使用工具： 垫子

完成方式：

1. 侧撑单臂支撑位。

2. 展开上面的手臂。

3. 呼气时，上面的手臂带动身体往头顶的方向延伸侧弯。

4. 换边完成，每侧完成 3 ~ 6 次为 1 组，练习 3 ~ 5 组。

重点提示

1. 这是一个高级难度动作。

2. 手臂出现任何不适，应立刻停止练习或简化练习。

3. 高难度动作次数，控制在 3 ~ 6 次为 1 组，完成 3 ~ 5 组。

4. 注意支撑手臂的中立位控制。

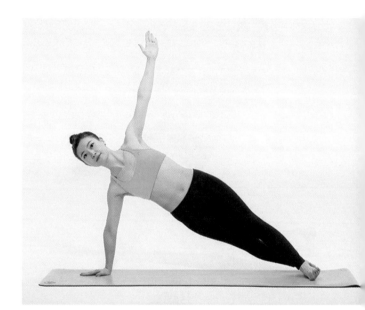

侧支撑侧弯练习，强化了整个侧方系统肌群。

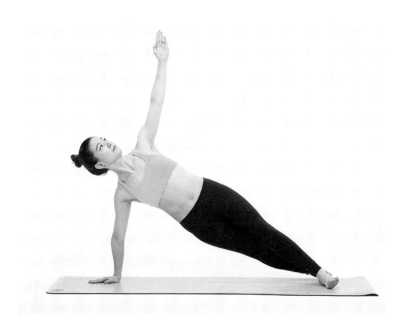

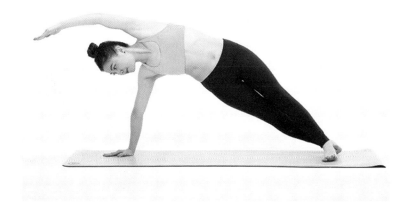

5.坐姿髋部画圈

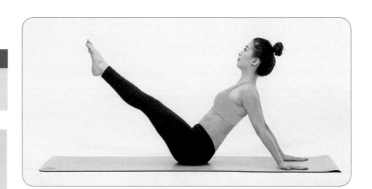

动作禁忌与注意事项

臀部、手臂、手腕受伤，避免练习。

产后四期训练

动作名称：坐姿髋部画圈

身体位置：坐姿

使用工具：垫子

完成方式：

1. 坐姿，手臂支撑在身体后侧。

2. 呼气时，先完成 V 字形。

3. 吸气，双腿和骨盆成一体向右侧倾斜。

4. 呼气，画圈到下方，向左侧，再回到中间开始位置。

5. 反方向，重复练习。

重点提示

1. 属于高级动作：3 ~ 6 次为 1 组，完成 3 ~ 5 组。

2. 可以简化到用屈肘支撑。

3. 整个过程需要脊柱延伸，避免耸肩。

4. 保持双腿伸直。

5. 双手和双脚的力量连接在一起，完成动作。

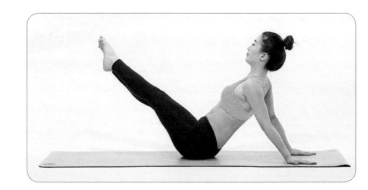

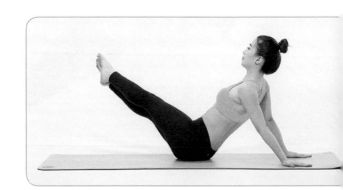

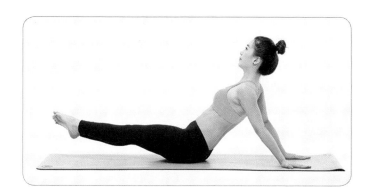

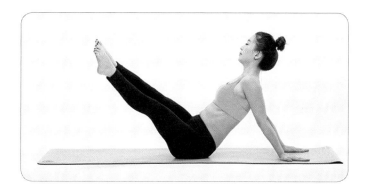

加强整个髋部的稳定性和控制力。

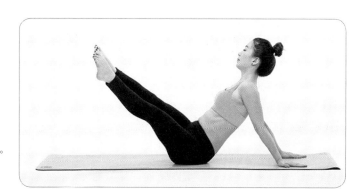

6. 天鹅下潜

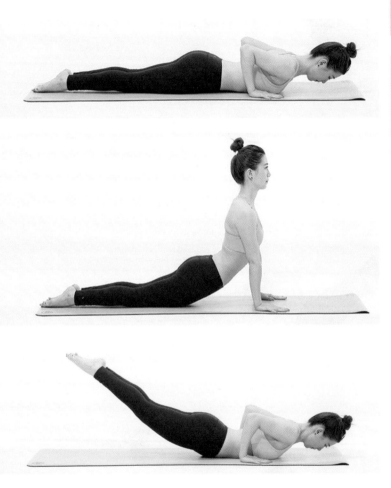

产后四期训练

动作名称： 天鹅下潜

身体位置： 俯卧

使用工具： 垫子

完成方式：

1. 开始位置：俯卧，吸气时收紧核心。

2. 呼气时，手臂支撑上身向上延伸。

3. 吸气时，弯曲肘关节下放上身，双腿朝后上方摇摆。

4. 8～12次为1组，练习3～5组。

重点提示

1. 保持核心肌群与背部肌群的连接。

2. 双腿一直向后侧远方延伸。

3. 保持头颈部的延伸。

天鹅下潜动作训练，可以很好地增强核心控制力与背部力量。

第4节　完美塑身塑形

1. 十字交叉

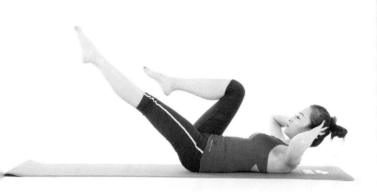

动作禁忌与注意事项

骨质疏松症、椎间盘突出，避免练习。

产后四期训练

动作名称： 十字交叉

身体位置： 普拉提仰卧位

使用工具： 垫子

完成方式：

1. 开始位置为仰卧，另一腿抬起，双腿桌面位。

2. 先完成胸部抬起。

3. 吸气时，左腿向斜前下方延伸，同时右腿膝盖靠近身体，上身脊柱扭转向右侧。

4. 呼气，胸椎还原。

5. 吸气，胸椎转动向另外一侧，重复。

重点提示

1. 完整的胸部抬起后，始终保持住这样的胸骨高度完成动作。

2. 骨盆保持稳定完成动作。

3. 两侧的胸椎旋转幅度相同。

4. 不断延伸下肢。

5. 双腿双脚做力的连接。

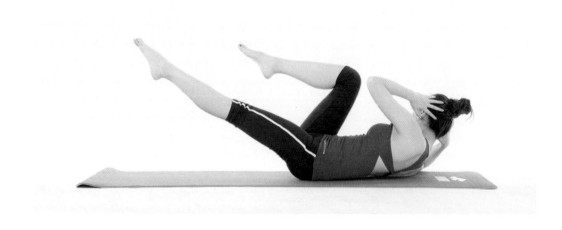

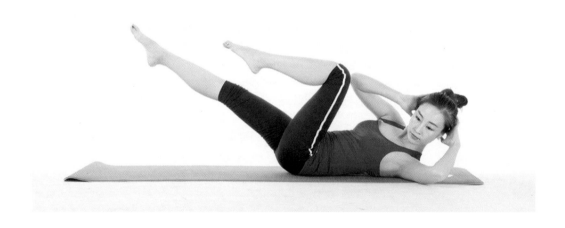

对腹肌和骨盆稳定性极有帮助的训练方式。

2. 超越反向卷动

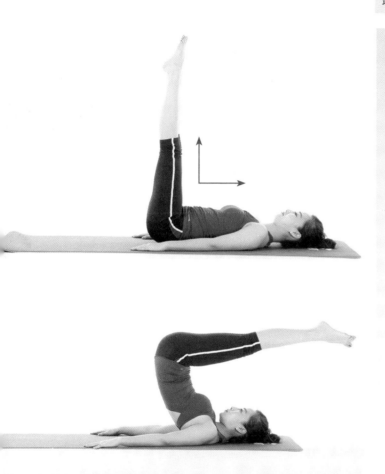

产后四期训练

动作名称： 超越反向卷动

身体位置： 仰卧

使用工具： 垫子

完成方式：

1. 开始位置为仰卧，屈髋 90°。

2. 吸气时，双腿下放。

3. 呼气时，双腿带动骨盆和下背部卷离地面；卷到不超越肩胛骨上缘为止（保护颈椎）；使双腿与地平行。

4. 吸气等待。

5. 再呼气，使整个背部带着骨盆和下肢一节一节下卷回放还原。

重点提示

1. 在卷动骨盆之前，足够的募集核心肌群。

2. 脊柱向后卷起到不超越肩胛骨上缘位置。

3. 下放脊柱时，控制身体缓慢下放。

4. 双臂贴紧垫子辅助发力。

反向卷起系列动作训练可以激活前后侧系统的协同工作。

3. 侧卧香蕉

动作禁忌与注意事项

肩膀受伤、椎间盘突出避免练习。

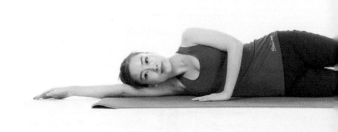

产后四期训练

动作名称： 侧卧香蕉

身体位置： 俯卧

使用工具： 垫子

完成方式：

1. 开始位置为侧卧中立位。

2. 呼气激活核心。

3. 吸气时，抬起手臂、上半身和下肢。

4. 8 ~ 12 次为 1 组，重复练习 3 ~ 5 组。

5. 简化动作——只抬起上身或双腿。

重点提示

1. 开始前，务必完成所有身体的中立位预备。

2. 抬起身体时，需要更多核心力量的支持。

3. 抬起身体时，使身体向两端无限延展。

4. 始终保持核心肌群和腹内外斜肌的控制。

5. 保持骨盆带和肩带的稳定，完成动作。

6. 可以简化练习，避免不必要的损伤。

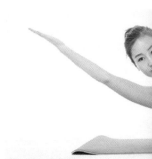

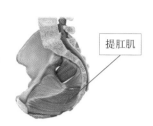

提肛肌

侧卧香蕉动作的训练目的是平衡并加强侧方系统。

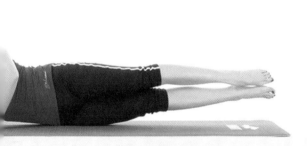

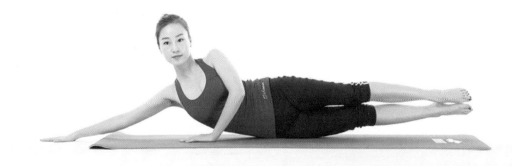

4. 肩桥踢腿

动作禁忌与注意事项

肩膀、手臂受伤避免练习。脊柱有伤应避免练习。

产后四期训练

动作名称： 肩桥踢腿

身体位置： 仰卧肩桥

使用工具： 垫子

完成方式：

1. 开始位置：在完整肩桥位上用双手手掌轻轻托住腰背部。

2. 吸气时，单腿朝向天花板。

3. 呼气时，做伸髋与屈髋交替动作。

重点提示

1. 保持身体稳定和中立位完成动作。

2. 屈髋伸髋，努力做到90°控制。

3. 在完成过程中，始终保持支撑脚发力均匀，骨盆努力向上。

4. 保持下巴与胸骨之间的距离。

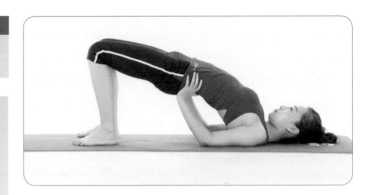

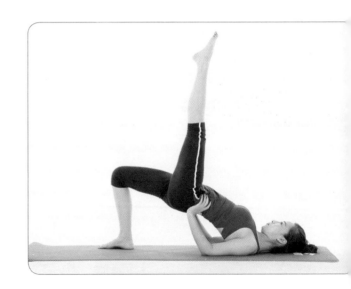

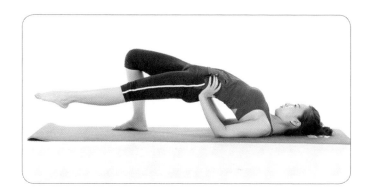

肩桥踢腿时，始终保持自由腿的延长和发力控制来完成动作。

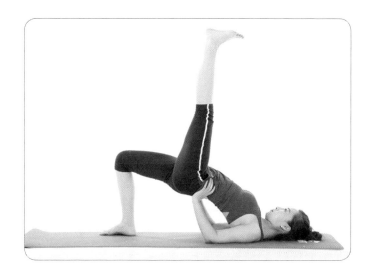

5. 单腿朝天

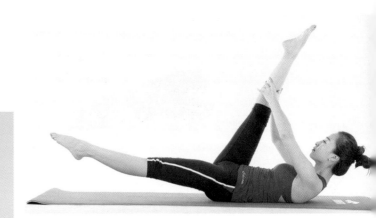

动作禁忌与注意事项

腰背痛、骶骨痛应简化或避免练习；骨质疏松症、椎间盘突出应避免练习。

产后四期训练

动作名称： 单腿朝天

身体位置： 仰卧

使用工具： 垫子

完成方式：

1. 开始位置时，仰卧双腿屈膝中立位。

2. 吸气，上身完成胸部抬起的同时，一腿朝天，另一腿向前下方延伸，伸髋，双手同时抓握上面腿的脚踝或小腿后侧。

3. 再吸气，交换双腿的同时，双手连续拉动两次（鼻式呼吸吸气两次）。

4. 再交替，连续拉动 2 次（鼻式呼吸呼气2次）；重复交替8次为1组，练习 3～5 组。

5. 变化：双手臂放在身体两侧向下延伸，只做双腿交替。

重点提示

1. 完成过程中，稳定骨盆带和肩带。

2. 双腿同样节奏、幅度交替完成。

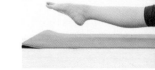

单腿朝天，带有节奏性地动态控制身体。

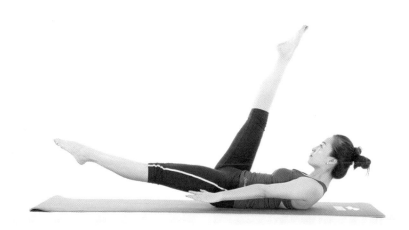

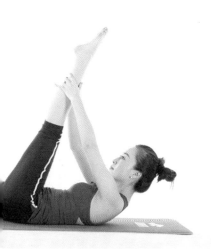

6. 天鹅摇摆

动作禁忌与注意事项

肩膀、手腕受伤应简化或避免练习。

产后四期训练

动作名称： 天鹅摇摆

身体位置： 俯卧

使用工具： 垫子

完成方式：

1. 开始位置为俯卧，双手支撑在肩膀下方。

2. 吸气时，启用核心。

3. 呼气，伸直手臂的同时脊柱随着头顶向上延伸。

4. 吸气，弯曲手臂的同时手掌离地，同时上身向下，身体成一体，下肢随着摇摆朝上。

5. 变化：吸气，上身向下时手臂向头的方向伸展出去，保持手臂延伸状前后摇摆。

重点提示

前后系统肌群同时工作完成动作。

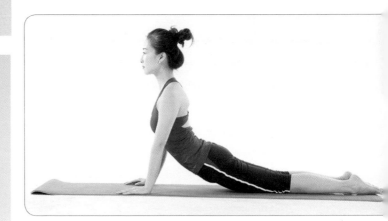

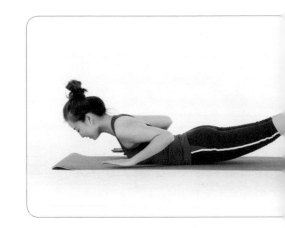

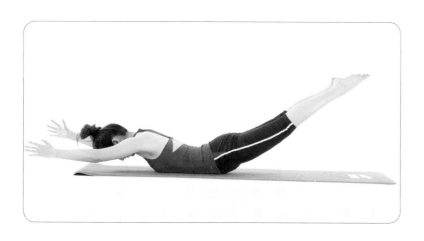

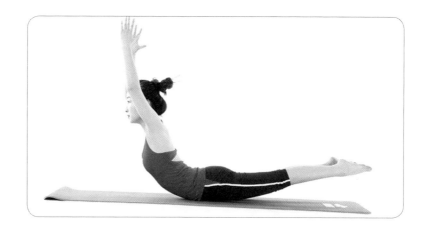

天鹅摇摆训练，可以强化整个身体的控制力。

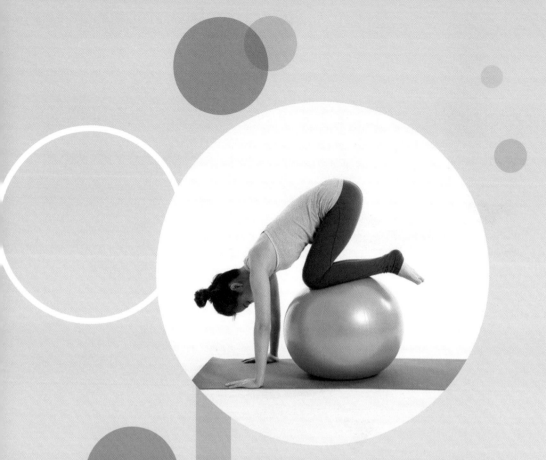

第6章 实战应用——
每天一刻钟自我训练指南

重要提示

① 在组合训练中，请遵守所有普拉提运动原则；

② 每个动作在中立位原则上完成；

③ 遇到问题时，请简化动作练习或停止练习，并咨询相关专家解决。

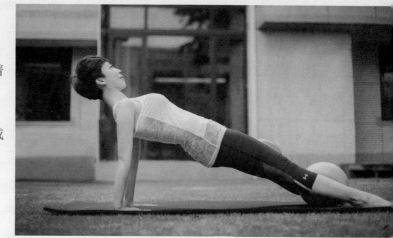

注意事项：

· 这是无任何产后感染或其他疾病的健康产后妈妈的普拉提运动康复训练（以医生诊断和运动前健康评估为依据，如有其他疾病症状或异常情况请务必先咨询您的妇产科医生和专业孕产妇普拉提教练）。

· 完成产后健康评估方可开始练习。

· 训练目标指导

1

　　以上四个阶段产后修复普拉提训练，适合健康顺产分娩的妈妈；有特殊禁忌征的妈妈需通过医生允许，在产后修复专业教练指导下安全练习；剖宫产的妈妈需在伤口完全愈合后，待医生允许后方可开始练习。

2

　　不管是产后几个月开始练普拉提，都需要先完成身体评估后根据自身的体况从骨盆底肌的激活与修复开始训练。

3

　　在完成初级的身体激活与中立位的学习后，再进入正确、持续肌肉的控制和强化练习。

练升级原则

4

在完成前面初级阶段训练后，可以进入强化阶段训练。

5

在完成强化阶段训练后，提升到身体正确用力模式的巩固自动化训练阶段。

6

制订一份属于个人的普拉提日常训练计划，将常规的普拉提训练转化为日常化、工作化、生活化。

星期一：幸福骨盆操——健康骨盆

站立卷下卷上（热身）

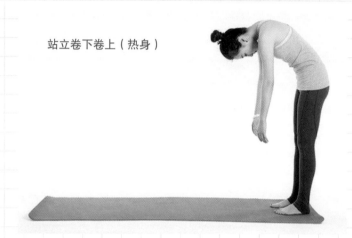

站立骨盆卷动（热身）

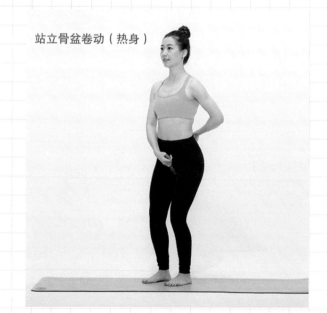

禁忌：身体不适、感冒发烧、注意力无法集中时，不做练习。

温馨提示：建议在有经验的产后修复普拉提教练指导下，先学会基础练习再自我独立练习。

坐姿球上激活骨盆底肌（激活）

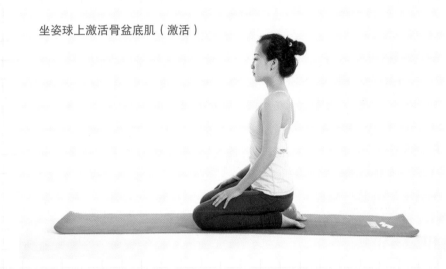

四足位普拉提猫伸展（激活）

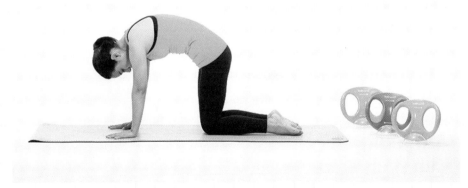

四足位摆尾练习（脊柱灵活性）

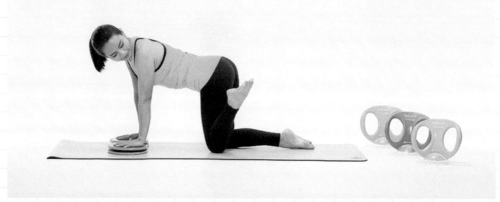

仰卧行军踏步（强化骨盆稳定）

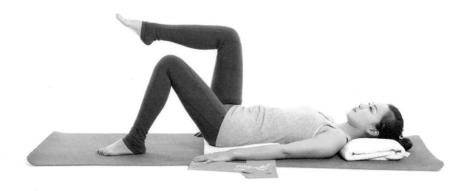

仰卧桥式（加强核心）

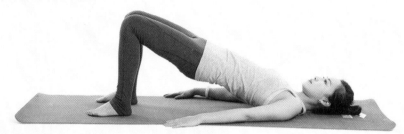

反向卷起（加强核心控制力）

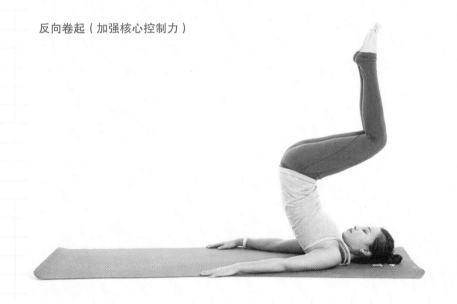

髋部画圈（加强核心力连接）

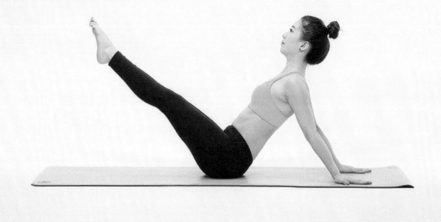

桌面提臀（加强臀周围肌群）

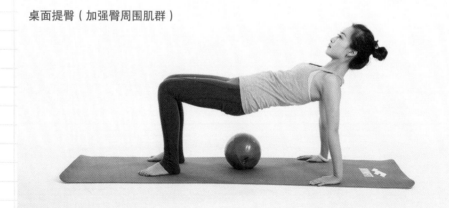

压小球平板（加强核心力）

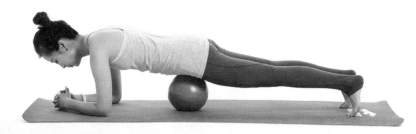

瑞士球前后滚动（加强核心控制）

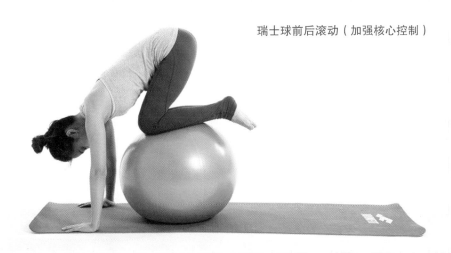

星期二：远离腕肘痛——缓解手臂痛

仰卧屈臂用力伸直手指

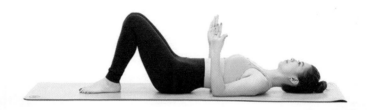

仰卧屈臂用力握拳（快慢结合）

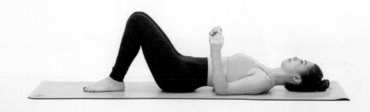

禁忌：身体不适、感冒发烧、注意力无法集中时，不做练习。

温馨提示：建议在有经验的产后修复普拉提教练指导下，先学会基础练习再自我独立练习。

仰卧直臂用力伸直手指

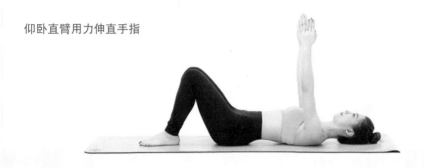

仰卧直臂用力握拳（快慢结合）

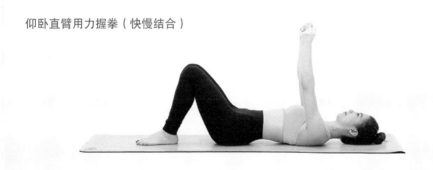

四足位手腕中立位练习

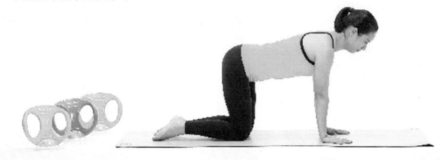

坐姿手握慧铃练习

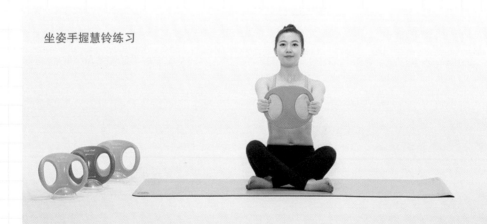

坐姿手握慧铃转动手臂

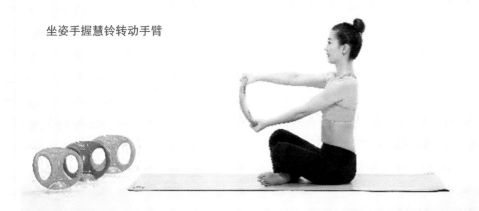

坐姿弹力带侧平伸展

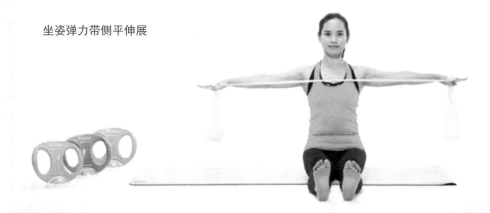

坐姿弹力带手臂上举

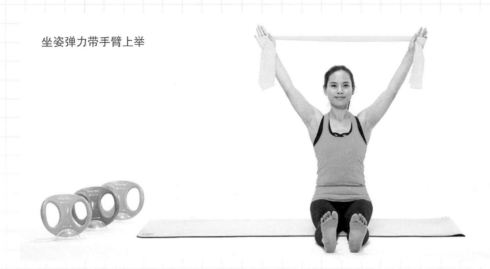

站立弹力带肩水平外展

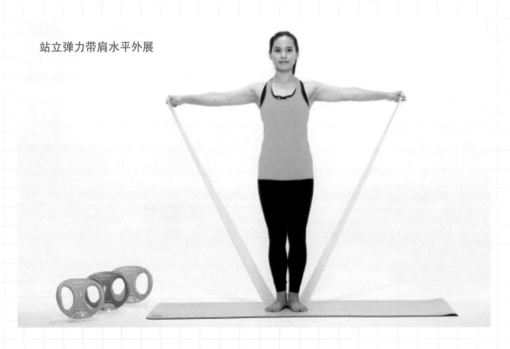

站立弹力带肩前平举

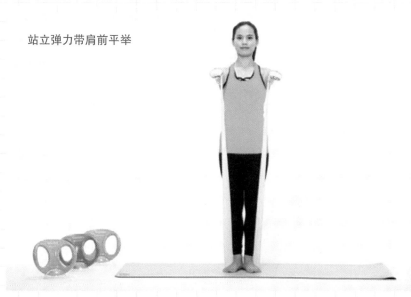

站立弹力带肩上推举

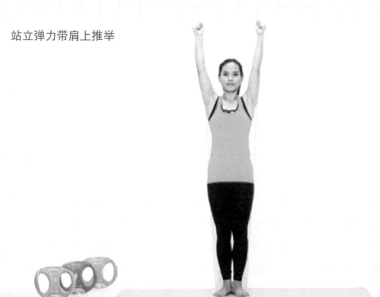

星期三：脱掉肩背痛——改善驼背

仰卧泡沫轴放松背部

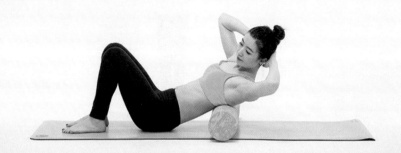

站立卷下卷上

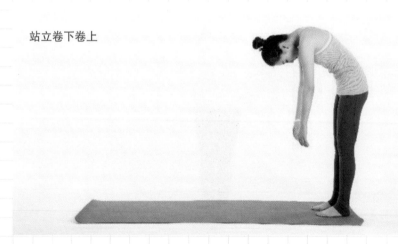

禁忌：身体不适、感冒发烧、注意力无法集中时，不做练习。

温馨提示：建议在有经验的产后修复普拉提教练指导下，先学会基础练习再自我独立练习。

休息体位背入式呼吸

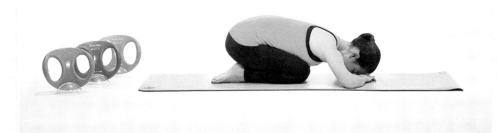

四足位（转盘）中立呼吸

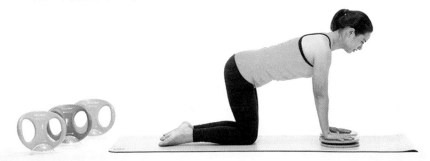

四足位猫伸展

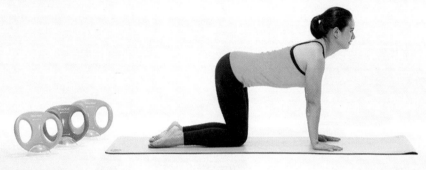

四足位摆尾练习

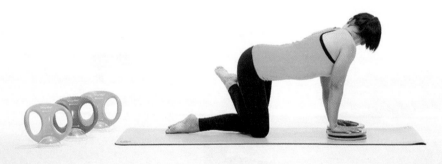

俯卧背伸展

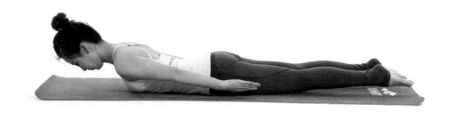

俯卧天鹅练习

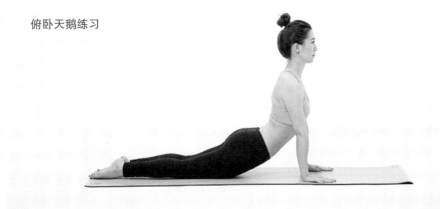

侧卧中立位练习

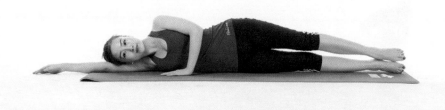

仰卧桥式（+强化练习）

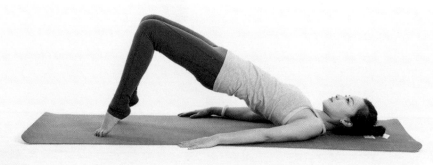

仰卧桥式变式（上踢腿）

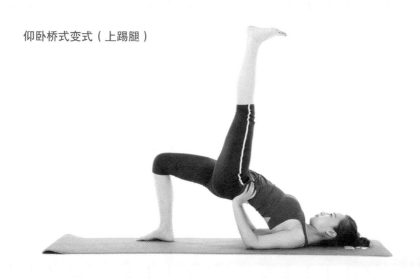

侧卧支撑

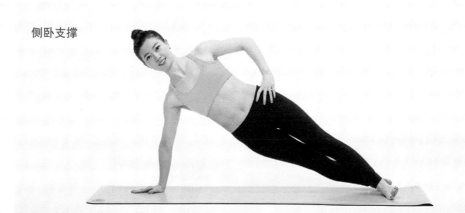

星期四：超级纤臂操——力美手臂

站立手持慧铃卷下卷上

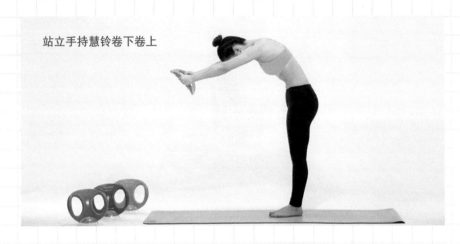

站立手持慧铃转动手臂

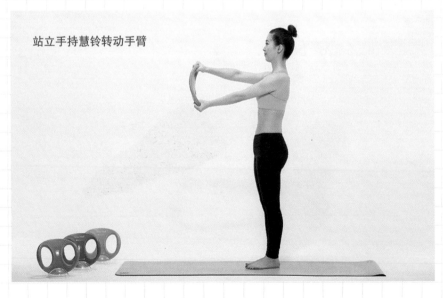

禁忌：身体不适、感冒发烧、注意力无法集中时，不做练习。

温馨提示：建议在有经验的产后修复普拉提教练指导下，先学会基础练习再自我独立练习。

坐姿展臂脊柱扭转

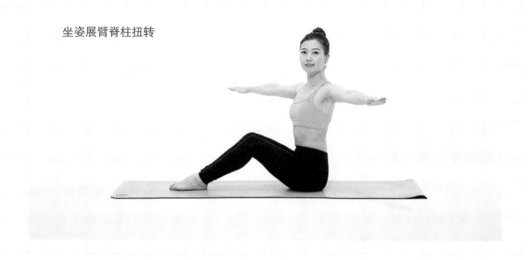

坐姿弹力带手臂前后绕环

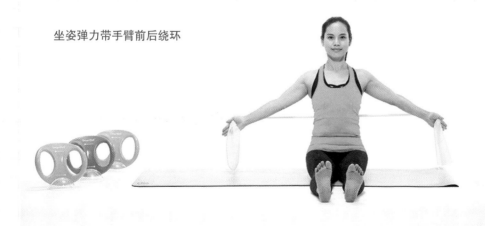

仰卧双腿夹滚轴 100 次拍击

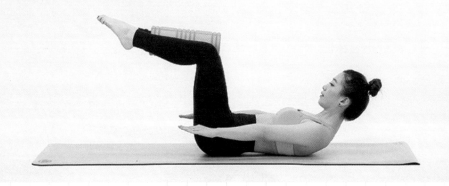

俯卧背伸展（结合手臂拍击）

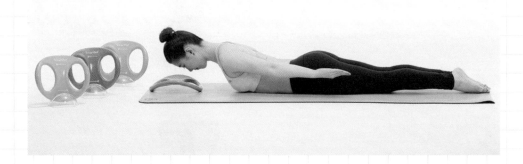

侧面肘撑（双腿并拢）

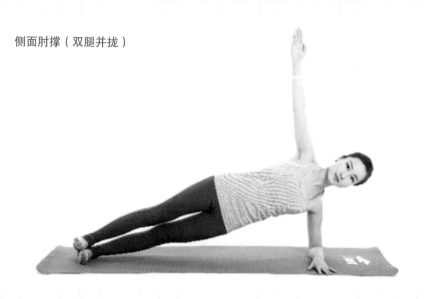

斜板支撑（保持稳定和呼吸）

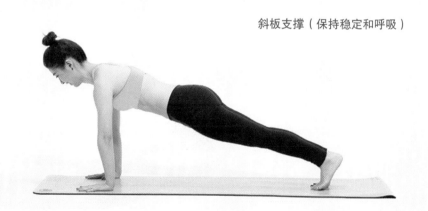

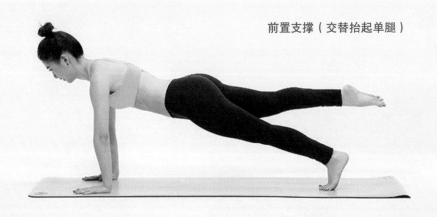

前置支撑（交替抬起单腿）

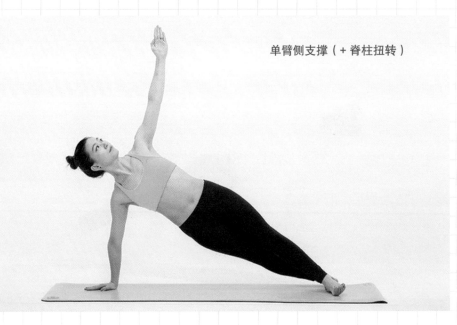

单臂侧支撑（＋脊柱扭转）

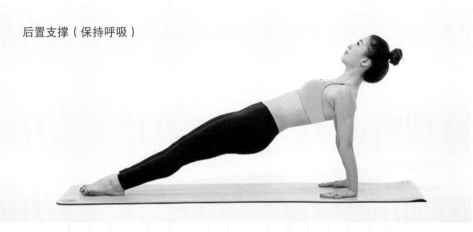

后置支撑（保持呼吸）

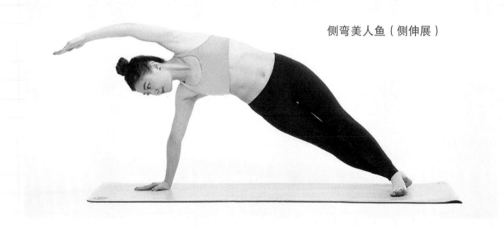

侧弯美人鱼（侧伸展）

星期五：梦幻臀腿线——矫正下肢

泡沫轴放松（腿部紧张部位）

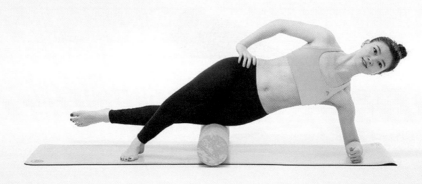

滚动如球（激活核心＋按摩脊柱）

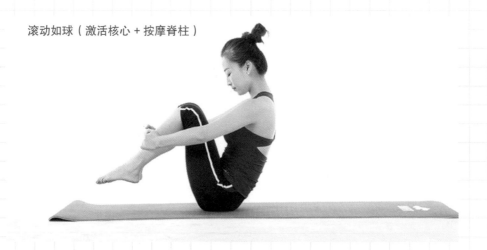

梦幻臀腿线

禁忌：身体不适、感冒发烧、注意力无法集中时，不做练习。

温馨提示：建议在有经验的产后修复普拉提教练指导下，先学会基础练习，再自我独立练习。

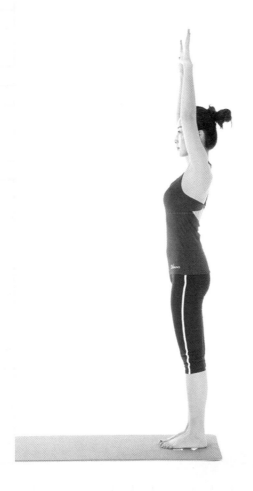

站立卷下卷上（激活身体背部）

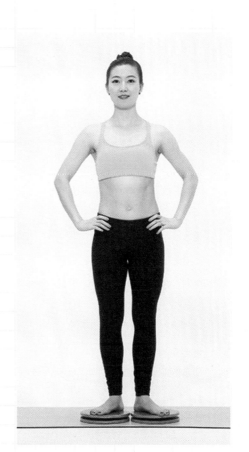

站立髋外旋（地面＋转盘）

仰卧远端连接练习（力的连接）

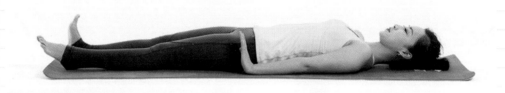

侧身肘撑（使用侧身系统力量）

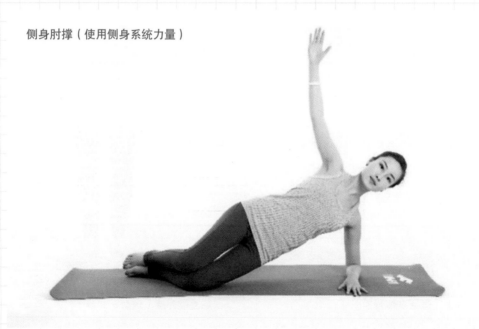

肘撑位单腿髋伸展（外展＋内收）

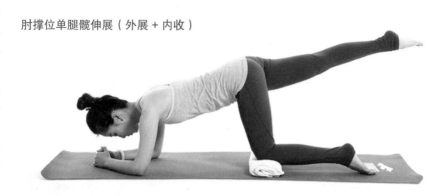

站立转盘蹲式（加强腿部力量）

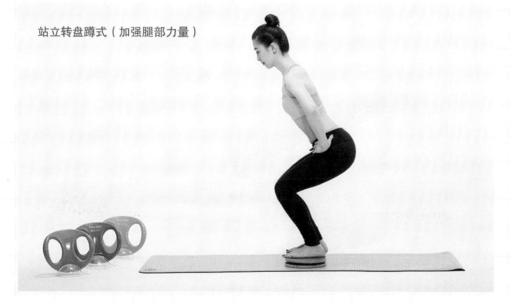

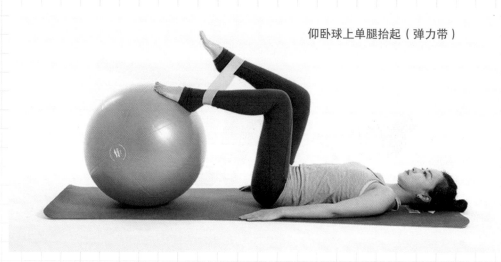

仰卧球上单腿抬起（弹力带）

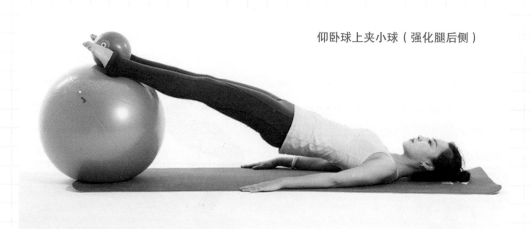

仰卧球上夹小球（强化腿后侧）

夹球 100 次拍击（强化内收肌）

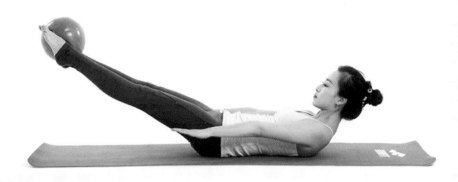

仰卧肩桥变式挑战练习（转盘）

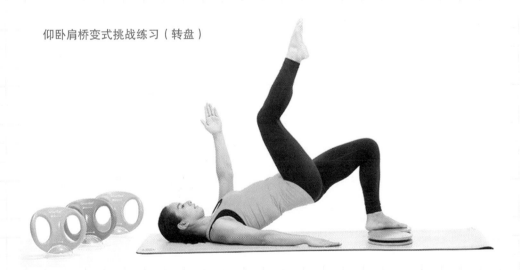

星期六：优雅姿态训练——全身综合训练（专业教练指导）

站立卷下卷上（重点在身体中立位）

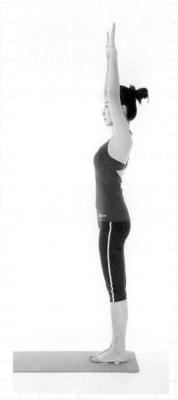

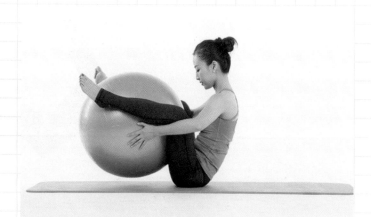

抱球滚动（最脊柱的核心控制力）

优雅姿态训练

禁忌：身体不适、感冒发烧、注意力无法集中时，不做练习。

温馨提示：建议在有经验的产后修复普拉提教练指导下，先学会基础练习再自我独立练习。

脊柱矫正器坐姿卷下（脊柱排列）

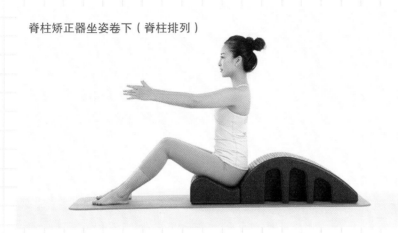

仰卧弹力带腿伸展（下肢排列）

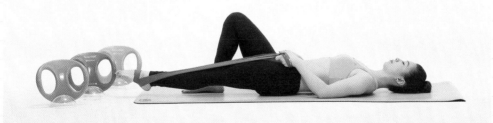

仰卧桥式变式（加手臂伸展）

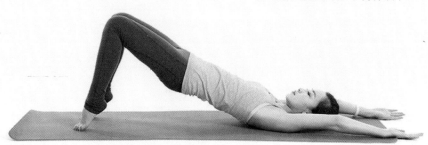

靠墙夹球桥式（加强臀腿部力量）

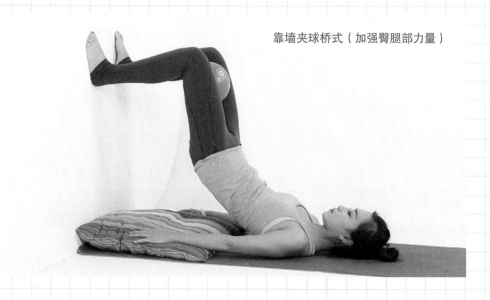

仰卧十字交叉（精准发力控制）

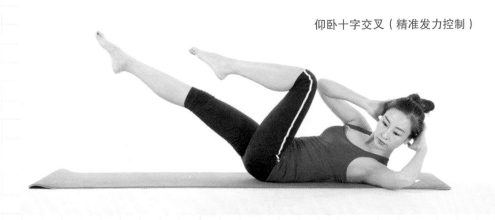

反向卷起（核心控制力）

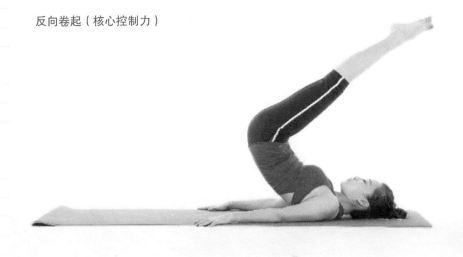

单腿朝天（协调与控制）

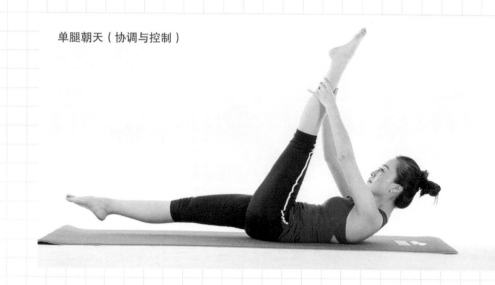

坐姿慧铃托头颈部伸展

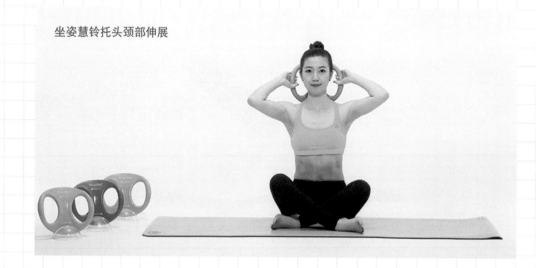

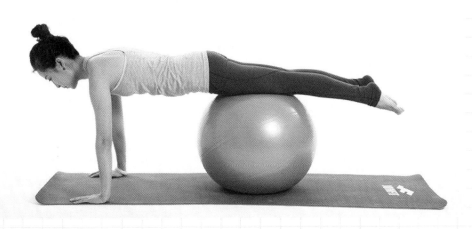

球上平板支撑（保持控制）

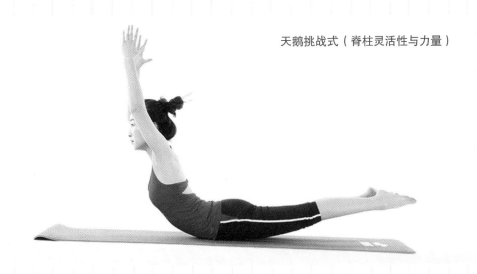

天鹅挑战式（脊柱灵活性与力量）

附录

产后健康体态评估表（请把下两页表格直接更新复制）

基本情况：

姓名：		年龄：	
联系电话：		电子信箱：	
家庭住址：			

分娩情况：

第几胎：		分娩日期：	
宝宝性别：		生产医院：	
顺产或剖腹产		有无侧切：	
产程时长：		其他特殊情况	

产前健康情况：

产前是否有定期运动	
产前身体是否有高／低血压，糖尿病、心脏病等病症	
产前是否有过腹部或关节手术	
产前有脊椎／关节不适	
产前是否有耻骨疼痛、坐骨神经痛、腹直肌分离	
其他问题描述	

目前体况和医生建议：	
测试日期：	执行教练：

肌力评估（注：只做可完成的动作测试，如有禁忌症不做该测试动作）

测试动作	评估目标	动作表现标准				评分评价
腹直肌分离测试	平卧、完整胸部抬起、半胸部抬起测试三个阶段测试	无	1	2	3	
站立卷下	观察脊柱中立位与灵活度	0	1	2	3	
半蹲	下肢排列与下肢肌力	0	1	2	3	
完全蹲下	下肢排列与下蹲能力	0	1	2	3	
提踵	踝关节稳定性与肌力	0	1	2	3	
四足体位	排列与用力模式	0	1	2	3	
坐姿卷下	腹肌用力模式与代偿检测	0	1	2	3	
肩桥	骨盆与脊柱的用力模式	0	1	2	3	
背伸展	背部肌群用力模式检测	0	1	2	3	
功能测试						
靠墙高举双手	肩关节灵活度	0	1	2	3	
俯卧撑	用力模式测试	0	1	2	3	
猫伸展	脊柱灵活度与凸点评估	0	1	2	3	
平板支撑	支撑方式与耐力测试	0	1	2	3	
呼吸模式	普拉提腹式呼吸与胸式呼吸	0	1	2	3	
动态脊柱测试：（脊柱侧弯）						

问题清单：

建议训练方案：

执行教练： 测试日期：

产后普拉提全部动作示范